PANE
CHETOGENICO

Pane Fatto in Casa - Ricette per una Dieta a Basso Contenuto di Carboidrati per la Perdita di Peso: Panini, Rosette, Crackers, Grissini, Piadine, Biscotti, Muffin, Pizza e Ricette Senza Glutine

KELLY KETLIS

ISBN: 978-1-80111-957-3

Copyright © 2019 Kelly Ketlis

Tutti i diritti riservati. Nessuna parte di questa guida può essere riprodotta in qualsiasi forma senza l'autorizzazione scritta dell'editore, tranne nel caso di brevi citazioni contenute in articoli critici o recensioni.

Avviso legale ed esclusione di responsabilità

Le informazioni contenute in questo libro e il suo contenuto non sono destinate a prendere il posto o a sostituire qualsiasi forma di consulenza medica o professionale; e non sono destinate a sostituire la necessità di consulenza o servizi medici, finanziari, legali o altri servizi professionali indipendenti, a seconda delle necessità. I contenuti e le informazioni contenute in questo libro sono stati forniti solo a scopo educativo e di intrattenimento.

Il contenuto e le informazioni contenute in questo libro sono state raccolte da fonti ritenute affidabili, e sono accurate al meglio delle conoscenze, informazioni e convinzioni dell'Autore. Tuttavia, l'autore non può garantire la sua accuratezza e validità e non può essere ritenuto responsabile per eventuali errori e/o omissioni. Inoltre, vengono periodicamente apportate modifiche a questo libro, se e quando necessario. Se del caso e/o necessario, è necessario consultare un professionista (incluso ma non limitato al proprio medico o altro consulente professionale) prima di utilizzare uno qualsiasi dei rimedi, tecniche o informazioni contenute in questo libro.

Utilizzando i contenuti e le informazioni contenute in questo libro, l'utente accetta di tenere indenne l'autore da e contro eventuali danni, costi e spese, comprese le spese legali potenzialmente derivanti dall'applicazione di una qualsiasi delle informazioni fornite da questo libro. Questa esclusione di responsabilità si applica a qualsiasi perdita, danno o lesione causata dall'uso e dall'applicazione, diretta o indiretta, di qualsiasi consiglio o informazione presentata, sia per violazione del contratto, illecito civile, negligenza, lesioni personali, dolo criminale, o sotto qualsiasi altra causa di azione legale.

L'utente accetta di accettare tutti i rischi derivanti dall'utilizzo delle informazioni presentate in questo libro.

L'utente accetta che, continuando a leggere questo libro, ove opportuno e/o necessario, dovrà consultare un professionista (incluso ma non limitato al proprio medico, o altro consulente a seconda delle necessità) prima di utilizzare uno qualsiasi dei rimedi, tecniche o informazioni in questo libro.

Indice

	Introduzione	9
1.	Cominciare una dieta chetogenica	23
2.	Lista dei cibi per la dieta chetogenica	37
3.	Che cosa è il Meal Prepping?	57
4.	Suggerimenti e consigli	71
5.	Utensili da cucina per il Meal Prep	83
6.	Tabelle di conversione	89
7.	**Colazione**	97
	Uova alla Greca	97
	Uova Strapazzate alla Curcuma	99
	Manzo Piccante Tenero con Cetriolo	100
	Granola Salutare per la Colazione	103

	Insalata di Pollo e Avocado	104
	Satay di Pollo alla Griglia con Salsa Piccante di Anacardi	106
8.	**Pranzo**	**111**
	Maiale con le Olive	112
	Insalata Di Verdure Con Halloumi Alla Griglia	114
	Cavolfiore Arrosto al Curry	115
	Mozzarella con Palle di Broccoli	117
	Pollo a pezzettini	119
	Verdure Arrostite in Teglia	121
9.	**Snack**	**125**
	Tortino di Zucchine	126
	Curd di More	127
	Morsi di Cocco al Cioccolato	129
	Frittelle Piccanti di Tonno, Porro e Carota	130
10.	**Cena**	**133**
	Keto Cuban Sliders	133

Cosce Di Pollo alla Griglia con Rosmarino — 134

Crocchette di Spinaci e Salmone — 136

Frittata di Asparagi, Havarti e Aneto — 138

Ciotola di Pollo al Cocco e Mango — 140

Pollo al Garam Masala — 142

11. Dessert — 145

Marmellata di Ciliegie fatta in casa — 146

Biscotti al Cioccolato — 147

Palline di Energia all'Avena — 149

Barrette di Cocco alla Cannella — 150

12. Conclusioni — 153

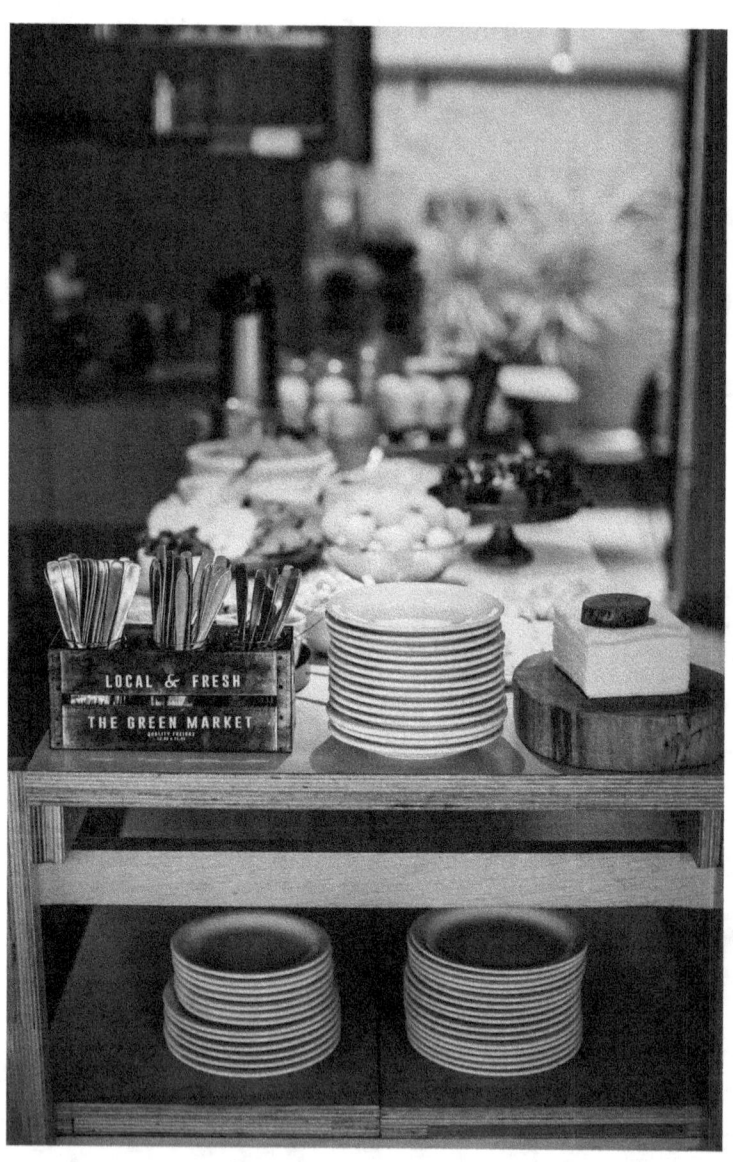

INTRODUZIONE

Ad essere sincera con te, mi rendo davvero conto che se esperti, dietisti, medici e amministratori di spa come me continuano a sventolare la bandiera della dieta chetogenica agli occhi delle persone, e allo stesso tempo non trovano tempo per insegnare loro come possono preparare queste diete o almeno scrivere loro libri che possono sempre leggere e a cui tornare nelle ore di svago, mi sembra naturale che le persone comincino a dubitare e anche a criticare. Forse pensi che siamo come la cosa che odi di più quando accedi alla tua casella mail di posta elettronica. Questi millantatori sono spam, truffa o entrambi?

In realtà, tutto è iniziato quando ho notato che molti clienti di solito emettono un sorriso mentre escono dal mio ufficio ogni volta che li parlo di diete chetogeniche e quali meraviglie possono fare per loro. Ma in qualche modo, molti di questi clienti sarebbero tornati dopo circa tre settimane e avrebbero iniziato a scherzare sul mio ufficio, quella "merda" di cui mi hai parlato è una truffa! Quando sono abbastanza pazienti, chiedo loro com'erano i preparativi, cosa hanno usato, cosa hanno fatto e cosa non hanno fatto. E mi rendo sempre conto che il problema non sono le diete cheto, ma sono loro con le loro preparazioni disordinate.

I miei colleghi che hanno delle terme e i nostri amici dietisti hanno sempre la stessa storia da raccontare. La gente sbaglia tutto, troppo, sempre. Dal momento che la maggior parte delle persone non capisce come funzionano le diete chetogeniche e la preparazione in origine, la cosa giusta che avrebbero dovuto fare quando sono stati confusi o incerti è chiamare i loro esperti che li hanno dato le raccomandazioni, tutto il giorno, tutta la notte. Ma nessuno lo fa qui, questa è l'America, la casa della libertà. Chi vuole passare la propria vita a seguire gli ordini di un fastidioso dottore prepotente? Non hanno tutti i torti!

Ma se non sei pronta a ballare sul ritmo di un orribile medico o dietista ogni volta, allora dovresti almeno capire di cosa tratta la dieta chetogenica ed essere in grado di fare una perfetta preparazione chetogenica. Se riesci a farlo, alza la mano!

Le mie statistiche empiriche in realtà hanno dimostrato che ben 6 persone su 10 che stanno provando una dieta chetogenica non riescono a mettere insieme gli ingredienti di cui hanno bisogno per una perfetta preparazione del pasto chetogenico.

Hanno poca idea di come sia fatto, non chiederanno e quando alcuni decidono di chiamarti, lo fanno di continuo, ogni secondo, ti chiamano così tanto al punto da svenire mentre cerchi di spiegare. Ciononostante, è probabile che alcuni facciano ancora diete non chetogeniche e ti dicono che hanno seguito le tue istruzioni per la preparazione dei pasti. Ovviamente sai che è una bugia. Ma qualunque sia il filo conduttore della storia, abbiamo ancora tutte le accuse, colpe e responsabilità per la loro incoscienza.

Quindi, personalmente, mi sono sempre chiesta se tale situazione non avrebbe portato ad alcuni problemi di sviluppo per i centri benessere che non sono in grado di fornire loro soluzioni onnipotenti. Perché un uomo che ha commesso degli errori da solo e che è ancora venuto in ufficio a maltrattarci è probabile che parlerà male di noi ad altri clienti. Nessuna azienda vuole avere a che fare con queste persone, e noi del mio centro benessere non facciamo eccezione.

Questo è il motivo principale per cui ho deciso di dare alcune spiegazioni mistiche a chiunque desideri consigli dettagliati e segreti sugli stili corretti per preparare una dieta chetogenica. In questo modo, almeno un buon numero di persone, comprese quelle che potrebbero non incontrarmi mai, ora possono usare le mie idee sulla preparazione della dieta chetogenica. Questo libro possono sempre portarlo in cucina, leggerlo a letto, aprirlo durante le ore di svago, leggerlo con il tè durante una pausa e studiare quei punti dove si confondono spesso fino a quando non diventano padroni della materia. Certo, sono liberi di contattarmi anche tutto il giorno, ma sono sicuro che questa volta ci saranno ottime domande o ringraziamenti. Ad ogni modo mi va bene. È anche certo che almeno non perderemo i clienti in questo modo, possiamo solo averne di più. Questo è parte del motivo per cui hai tutti i segreti della preparazione dei pasti cheto proprio nelle tue mani adesso.

Ho cercato di includere alcuni incredibili segreti sulla preparazione dei pasti cheto. Non ti dirò che sei fortunata per averlo ottenuto. Aspetterò solo che tu divori tutte le pagine del libro e le impari bene, quindi confronterò la tua dieta con quella di qualsiasi altra persona in questo mondo che non l'ha letto e sono sicura che tu stai facendo le cose nel modo giusto.

Per favore, potresti alzare un calice per brindare? La

tua dieta deve essere più bella, eccitante e adorabile, il sapore che hai in bocca deve essere il più buono! Ma non è tanto gustarsi una ottima crema della torta, è molto più che ridurre una pancia da birra e i grassi "più di quello di cui ho bisogno", ma è per il tuo corpo, la tua stima sociale e il tuo spirito. Saranno loro a vincere.

Mia figlia è uscita una sera con mia mamma, è tornata e ha iniziato a raccontarmi storie divertenti che da quel giorno non mi hanno più lasciato la testa. Erano andati a fare una passeggiata di piacere in una fredda sera e ad un certo punto un uomo corse attraverso due strade solo per salutarle. Davvero? Lo conoscevate? Ho chiesto. Non riesco a ricordare il nome che mia figlia mi ha detto, ma il punto è che questo tizio era uno sconosciuto e si è presentato a mia mamma con un sorriso: "Ciao ragazza, sono (qualunque sia il suo nome), ho 45 anni e lavoro proprio in fondo alla strada di Berkshire Hath. Ti ho visto un centinaio di volte. Mai con un uomo, e talvolta con la tua graziosa bambina. Potremmo cenare insieme qualche volta, mi piacerebbe restare con te, sai... ".

Ho lasciato cadere i vestiti che stavo stirando e ho fissato mia figlia, sorridendo sorpresa, ha 5 anni e non dice bugie. Quindi, non è in alcun modo possibile che l'abbia inventata. Chiunque incontra mia madre per la prima volta pensa davvero che ha 41 anni, anche se in realtà ne ha 57. Pratica un po' di calisthenics, ma quello che fa sostanzialmente è la dieta. E lei la segue nei minimi dettagli. Presta particolare attenzione alla preparazione del suo pasto cheto e non puoi mai fare robaccia davanti a lei. La sua dieta cheto è così sofisticata che da quando ha ospitato un paio di dietisti a cena, ora la invitano sempre a parlare con dei gruppi sulla dieta. E naturalmente vogliono tornare a cena a mangiare da mia madre.

Quindi, gli stili della mia vecchia signora l'hanno aiutata a rimanere così affascinante che persino a 57 anni, un uomo di 45 anni pensava che fosse più giovane ed era ancora disposta a entrare in una relazione con lei. Accidenti, mi fa ancora sorridere. Basta pensarci, c'è una vecchiaia migliore di una che continui a gloriare, in cui sei adorabile e più giovane ogni giorno? Onestamente non voglio altro. Mia figlia ha detto che la mamma gli ha risposto comunque. E per quello che ha detto, è meglio lasciarti indovinare.

Quell'incidente mi ha ispirato. Sono stata fedele alla mia dieta da allora. Questo è un altro vantaggio delle diete chetogeniche rispetto ad altri metodi, incluso il digiuno intermittente. E da allora ho prestato particolare attenzione alla preparazione dei pasti chetogoenici.

Se lo fai abbastanza bene, un'adeguata preparazione dei pasti keto può essere il tuo passaporto per il cuore di tutti. C'è stato un giorno in cui ci siamo sedute vicino all'ingresso in un ristorante quando una signora entra in silenzio. È così sbalorditiva che tutti gli occhi si alzano da tutte le angolazioni per ammirarla in quell'istante, e ha arrestato l'attenzione di molte persone in tutto. Sai come ti senti? In realtà sapevo di averla vista da qualche parte prima, ma non ricordavo dove, ma poi prima di andare a dormire, mentre stavo fissando uno specchio in camera da letto, la sua immagine improvvisamente mi riempie il cervello. Quella donna l'avevo incontrata ad una sessione dietetica a cui ho partecipato per la prima volta, ma era il doppio, se non il triplo rispetto alle sue dimensioni attuali.

Sicuramente anche a te è capitato di ricordare una donna appariscente. Che momento elettrizzante quando una splendida signora del 21° secolo entra nel centro commerciale proprio mentre te ne stai andando e ti giri per guardarla. Certo che non ero con te, ma sono abbastanza sicura, che quella signora che ricordi non è grassa. O ha allenato il suo corpo con alcuni magnifici piani corporei o l'ha mantenuto. Questa è la tendenza in città, vuoi essere il cinismo di tutti gli occhi nel 21° secolo, le forme del tuo corpo sono i tuoi passaporti. Non sto dicendo che le diete chetogeniche e il giusto pasto cheto sono la tua unica via d'uscita, tra gli altri ci sono la dieta Atkins, la dieta a basso contenuto di carboidrati e il digiuno intermittente. Ma un piano come il digiuno intermittente non può essere raccomandato dagli esperti a causa delle sue complicazioni. Atkins e Co non sono così popolari e sono pieni di complicazioni. A volte, alcuni sono raccomandati solo a determinati tipi di pazienti, non a tutti.

Dove ti lascia tutto questo? Alle porte della dieta chetogenica, il piano dietetico più popolare al mondo. E questo significa anche una cosa, o impari come si prepara la miglior preparazione per il pasto cheto o ritorni dal tuo dietologo le prossime due settimane e le dici che è una truffa.

Oltre alla salubrità naturale, può aiutarti ad avere un bel corpo. Avere un corpo obeso non era un grosso problema nei secoli passati, ma oggi negli Stati Uniti, tutti sembrano trascurarti in tutto una volta che sei grasso. I tuoi amici hanno già una catena di nomi per te, dalla testa grassa, alle ossa paffute, dal pallone gonfiato. Una volta una cliente ha pianto nel mio ufficio perché le sue amiche le dicevano che tutto ciò di cui aveva bisogno per diventare un elefante era un baule e una vernice. Anche i tuoi compagni di squadra troveranno i tuoi soprannomi se giochi a baseball o basket. È peggio se giochi a squash, ognuno farà una battuta su di te e qualcuno ti dirà che sei troppo grassa per provare a batterli, non ne sono sicura, ma forse, forse, hanno ragione. I datori di lavoro non sono sicuri che tu sia adatta anche per i loro "uffici intelligenti". Le ragazze non vogliono un ragazzo che sembra più grande di loro padre e, peggio ancora, la maggior parte degli uomini non vuole una donna grassa, la loro folle corsa per donne magre sexy in questi giorni è qualcosa che forse non capirò mai.

Quando visiti negozi, aziende, banche o altri luoghi, fai caso al personale del centro commerciale, ai funzionari delle banche, ai dipendenti delle industrie di intrattenimento o musei d'arte; assicurati di scansionare quante più persone possibile la prossima volta che visiti questi posti. Sarai sorpresa dal fatto che il rapporto tra il personale sovrappeso rispetto agli altri sia circa 1 a 40. Sembra che tutti siano interessati solo a donne eleganti in pose brillanti e abiti sinuosi. Nessuno prende sul serio anche gli uomini grassi. Come direbbero alcuni ragazzi di

Omaha, "non puoi avere un corpo grasso e un cervello grasso, devi solo adattarti a uno." Quindi, dove esattamente vuoi inserirti se ti rifiuti di controllare la tua dieta, nella classe di persone con cui nessuno vuole fare i conti?

Il fatto che la società non apprezzi il grasso in eccesso non è nemmeno il motivo principale per cui dovresti provare la dieta chetogenica; I motivi principali vengono dalla salute. Le possibilità di combattere la malattia di Parkinson, Alzheimer e Lolu Gehrig prima che ti attacchino sono un qualcosa che non vorrai perdere. Se ne hai alcuni, può aiutarti con loro mentre ti assicuri di essere ancora adorabile. In effetti, la dieta chetogenica ha anche qualche aiuto sull'epilessia, tra gli altri casi di salute di cui parleremo più avanti.

Forse non c'è inizio migliore che darti il mio orientamento su tutta la storia. Sento che hai bisogno di sapere in che cosa consiste la dieta chetogenica e di cosa tratta il "meal prepping". Facciamo finta che sei un bel cliente molto sovrappeso che è entrato nel mio ufficio chiedendo consigli su come perdere peso e ti ho appena parlato della dieta chetogenica.

Poi mi dici: "Davvero, che cos'è?". È semplice. Ti offro una tazza di caffè e iniziamo. Sono sicura che hai letto alcune storie fantasiose sulla dieta chetogenica, su come puoi farla, fai questo, blah blah blah, ma per dirla tutta, la dieta chetogenica si riferisce a uno stile di controllo dei nutrienti, in ciò che mangi in modo tale che si verifichi la chetosi. Aspetta, non aggrottare le sopracciglia, prima di dire qualcosa, lasciami spiegare. La chetosi si verifica quando il corpo non ha abbastanza carboidrati da convertire in energia che utilizza per il corpo, quindi, invece di lamentarsi per i carboidrati, il corpo semplicemente si regola e converte i grassi in eccesso nel corpo in energia.

Bene, la dieta chetogenica è davvero così semplice come sembra. Solo per far sì che il tuo corpo goda dei massimi benefici delle diete cheto, ci sono molti consigli che penso che dovresti tenere a mente. Dietisti, medici e molte persone che gestiscono centri benessere non parlano sempre di queste cose. Non perché sono cattivi, no, non lo sto dicendo, di solito è perché l'aspetto di cui hai bisogno è la perdita di peso e questo è ciò su cui vogliono aiutarti a concentrarti. Anche se molti non conoscono davvero il vero affare.

Inoltre, la maggior parte dei clienti non richiamerà mai per i dettagli, solo l'introduzione e boom, sono al mercato a mescolare il bacon con la carota, come piace al loro spirito. Ma ciò che nessuno dice loro è che se non comprendono attentamente come possono iniziare perfettamente un "keto meal prep", possono finire per mescolare le probabilità con i torti.

Il grado della goduria e dei benefici che otterrai, dipende da quanto comprendi la preparazione dei pasti, i suoi ingredienti e la proporzione di cui hai bisogno per ognuno. Questo è il motivo per cui ho posto molta enfasi sull'apprendimento della preparazione dei pasti e non tanto sulla dieta cheto.

In qualche modo, troverai sempre molte informazioni sulla dieta chetogenica, cosa può fare, perché e quando puoi usarla, ma mai "come". Ma non appena avrai finito questo libro, conoscerai il "come".

Ci sono molte chiacchere da bar sulla perdita di peso, parlando con le persone verrai a conoscenza di tantissimi metodi. Ma ricordo sempre a me stessa che tutto non funziona per tutti e il mio corpo è diverso. Quindi, se stai usando qualcosa, devi assicurarti che sia ciò che i tuoi medici riconoscono come sicuro e ciò che funziona per una persona media. Sai, ci sono cose che non dovresti prendere se non sei un paziente epilettico, un malato di cancro o un qualche tipo di paziente. Se lo prendi mentre non sei un paziente, probabilmente potresti finire per passare i giorni tra lavoro e clinica o sottrarre alcuni anni da ciò che dovresti vivere. Ecco perché dicono che non dovresti provare nulla senza l'approvazione del tuo dottore.

Non ti preoccupare, noto che quasi sempre, anche i medici specialisti approvano la dieta chetogenica per i miei clienti ogni volta che la consiglio a loro. In effetti, il metodo più riconosciuto che i medici e i dietologi preferiscono menzionare quando le persone vengono da noi per idee su come bruciare calorie, sono le diete chetogeniche. E fa la magia senza delusione. Solo che l'unica magia che si pensa che faccia la maggior parte delle volte è aiutare con la perdita di peso quando in realtà, ci sono altri centodieci benefici che può fare. Le persone di solito hanno difficoltà a continuare anche le diete chetogeniche. Per lo stesso motivo che tutto ciò che ottengono da esso è la perdita di peso.

Non voglio davvero pensarci, ci sono metodi più semplici, più sani, più economici e più efficaci, ma tutto ciò che la gente fa è attenersi a ciò che sentono dai loro amici molto confusi.

Ora hai visto perché dobbiamo parlare in dettaglio della preparazione dei pasti chetogenici. Non voglio che tu entri nel mio ufficio dopo aver letto questo. Quindi, ho aggiunto tutto ciò di cui potresti aver bisogno per diventare quella stella impeccabile grazie alla dieta di questo libro. Oltre ai metodi possibili e le ricette, ho anche incluso come preparare dei pasti cheto a un prezzo abbastanza basso. Quindi non devi fallire perché hai bisogno di un corpo migliore. Eliminerai i grassi in eccesso, diventerai più sana, più giovane, più vivace e più felice se sei disposta a percorrere il viaggio delle prossime pagine con me. Lo facciamo? Ho la sensazione che le nostre risposte siano simili, dammi la tua mano, lasciati prendere per mano e andiamo insieme. Saluti a una più sana te.

1.
COMINCIARE UNA DIETA CHETOGENICA

Ho voglia di mettere subito un piatto chetogenico sul tuo tavolo, o forse di invitarti da mamma (non sono neanche una cattiva cuoca, ma devo dirti che sono davvero orribile alle buone maniere e all'ospitalità) per una cena indimenticabile.

Ma sento che non è quello che ti serve ora, invece devi sapere come iniziare a prepararli da sola. Quindi mettiti a sedere e ti spiegherò come puoi iniziare a fare queste prelibatezze da sola e continuare a diventare un professionista.

La prima cosa che devi sapere è perché facciamo una dieta chetogenica e cosa accade al tuo corpo. Di solito, la dieta chetogenica consiste nella preparazione di pasti per entrare in chetosi.

Adesso, che cosa è la chetosi?

La chetosi è una reazione normale che si verifica nel nostro corpo quando tutto non sembra andare bene per alcuni aspetti. È simile ad avere un jeans blu e un jeans nero. Preferisci il nero e lo indossi ogni sabato. Questo sabato sei arrivato nel tuo armadietto e hai trovato un jeans nero strappato. Sicuramente non puoi indossarlo e non c'è un modo per ripararlo. O indossi il jeans blu o esci nudo. Mi chiedo cosa potrebbe accadere ad un adulto che vaga per la strada nudo. Anche mia figlia ora mi dice che non può uscire dal bagno senza i suoi vestiti. Quindi, probabilmente indosserai il blu.

Questo è esattamente ciò che accade nel caso della chetosi. Ogni parte e fibra del nostro corpo ha bisogno di molta energia per funzionare. Anche il cervello che funziona tutto il giorno e la notte può diventare veramente stanco e debole se non c'è energia e l'energia, come dicono gli scienziati, proviene dai carboidrati. Anche altri alimenti possono fornire energia al corpo, ma nessuno può essere paragonato ai carboidrati, perché gli altri hanno sempre altri incarichi.

Quindi, i carboidrati sono specificamente strutturati per essere convertiti in energia e tra le altre classi alimentari che possono fornire energia ci sono proteine e grassi. Le proteine raramente sono in eccesso nel corpo; hanno un modo per assicurarsi che siano usate o scaricate. Uno di questi modi è far sì che un gentiluomo di bell'aspetto distribuisca un gas terribilmente maleodorante e devastante in un autobus. Sai, quel tipo di odore che riempie il cervello, la bocca e i sensi e ti rende così arrabbiata che non sai nemmeno quale fosse esattamente la prossima cosa che avevi pianificato di fare.

Per i grassi, non c'è quasi scampo. Sono ammucchiati nel corpo e si diffondono in ogni parte possibile. Ecco perché la testa, le mani e le gambe iniziano a gonfiarsi. Raddoppiando la tua taglia o triplicandola. Il problema è che la tua percentuale di grassi può aumentare così tanto che iniziano a colpire negativamente alcuni organi importanti come i reni, il cuore e i polmoni.

Tuttavia, deliberatamente o involontariamente, non è possibile fornire la quantità adeguata di carboidrati che il corpo converte in energia. Immagina un consiglio di amministrazione nel tuo corpo: "Ragazzi, non stiamo convertendo i carboidrati in energia, cosa dovremmo fare?", Quindi iniziano a nutrirsi dei grassi che giacciono senza lavoro nel corpo. Ecco perché una persona che riduce l'assunzione di carboidrati probabilmente diventa magra.

Quella fase in cui il corpo decide di convertire i grassi corporei a causa di carboidrati inadeguati è esattamente ciò che viene chiamato chetosi.

Spesso, la chetosi non si verifica nel nostro corpo, poiché troviamo difficile il non mangiare nulla e tenere la bocca chiusa. Ma dobbiamo eliminare i grassi in eccesso che si sono riuniti per formare chili in più nel corpo, ed è per questo che prepariamo diete chetogeniche.

Che cosa è allora la dieta chetogenica?

La dieta chetogenica non è lontana da altre diete, ma è solo che i cibi sono preparati in uno stile squisitamente diverso. La razione e il livello di nutrienti in ogni pasto vengono misurati e controllati prima che tu possa mangiarlo.

Di solito, la dieta chetogenica è pianificata e

preparata in modo che possa costringere il tuo corpo a perdere peso e consumare la maggior parte dei grassi in eccesso nel corpo.

Secondo uno studio sulle diete chetogeniche, la maggior parte delle persone non crede nemmeno di poter pianificare questa dieta e controllarla da sole, quindi di solito vede un dietista. Almeno la prima volta. Chi pensa di poter fare spesso una dieta confusa. Ma davvero, a parte una situazione insolita e forse alcune complicazioni di salute, tutti possono preparare da soli un buon pasto chetogenico.

Solo alcune cattive notizie, ci sono cose che non puoi più mangiare. Ci sono molti alimenti ricchi di carboidrati o zuccheri. Se capita che sia uno dei tuoi preferiti, devo iniziare a chiederti scusa, l'inizio della dieta chetogenica è probabilmente la fine di loro. Ora sai che la chetosi non può accadere se mangi solo zuccheri e carboidrati. Non c'è modo.

La preparazione del pasto chetogenico deve contenere cibi a basso contenuto di carboidrati e quelli di solito non sono i preferiti di nessuno. Ovviamente mangerai carboidrati, ma di solito sarà una percentuale molto bassa. Devi solo tenere a mente, che è la soluzione migliore fintanto hai ancora bisogno del tuo corpo per convertire i tuoi grassi in energia e chetoni, e che il tuo fegato può persino convertire in energia e rifornire il cervello.

La maggior parte delle volte, non sei sicuro che una dieta abbia un'alta o bassa proporzione di carboidrati e potresti dover parlare con il tuo dietista prima di includere qualcos'altro nella tua dieta. Quindi, il tuo dietista di solito approva. Se me lo chiedi, questa è la parte che la maggior parte degli americani odia sulle diete chetogeniche. Il fatto che qualcuno gli stia dicendo ciò che può e non può mangiare. Beh, a nessuno piace e l'unica alternativa è quella di fare il digiuno intermittente.

Ma questo può significare nessun cibo per alcune ore. Non dovresti nemmeno confrontare il digiuno intermittente con la dieta. È un sistema completamente diverso.

Non devi sempre vedere un medico o un dietista se hai trovato dei suggerimenti, puoi preparare tu stesso un pasto perfetto. Quindi, continua a leggere che presto vedremo come preparare i pasti.

La dieta chetogenica non è troppo lontana dalle diete povere di carboidrati e dalla dieta Atkins. Solo alcuni accorgimenti per renderle diete chetogeniche standard. A volte funzionano anche in questo modo.

I benefici per la salute di questa dieta sono il motivo principale per cui viene sempre raccomandata e ho detto che puoi provarla se sei normopeso. Non hai bisogno di persone che cominciano a dirti che stai diventando un mammut prima di iniziare a controllare il tuo peso. Ci sono sempre alcuni grassi in eccesso che il corpo può eliminare e usarli con giudizio non è una cattiva idea. A differenza di metodi non comprovati come il digiuno intermittente di cui nessuno ha mai assolutamente la certezza, le diete chetogeniche sono legali e talvolta raccomandate anche per i bambini e in molte situazioni, per alcuni disturbi.

I principi della dieta chetogenica

Ci sono un paio di regole che devi tenere a mente, se le riesci a seguire, sarai una stella.

Regola 1: Nessuna competizione; non lo stai facendo per competere con nessuno. Non è una specie di calisthenics, dove ti siedi con i tuoi amici a discutere "Ho fatto 50 flessioni", "Io ho fatto meglio, ne ho fatte 70". Il confronto con i tuoi amici può farti pensare di essere troppo veloce o troppo lento. Nessuno ti sta inseguendo, ascolta i ritmi del tuo corpo e osserva pazientemente ciò che cambia. Quindi aspetta di vedere i cambiamenti, senza confrontarti con nessuno. Le opinioni sono la merce più a buon mercato che ci sia.

Regola 2: Scioperare dallo Zucchero; questo è ciò a cui la maggior parte dei miei clienti non trova facile adattarsi. Tutti sono abituati a caramelle, torte e pasticcini. Devi riorganizzare la tua dieta e principalmente saranno colpiti i tuoi carboidrati. Eppure, voglio sentire ugualmente quella voce dentro di te che dice "Si, lo faremo per me!". Senza storie. Caramelle frizzanti dolci, lecca lecca? Dimenticali!

Regola 3: Controllare le etichette; a chi importa controllare le etichette sugli alimenti? Mia cara, da ora quel "chi" dovrai essere tu. Devi contare la quantità di carboidrati e grassi che stai assumendo e assicurarti che abbiano le dimensioni approvate dal tuo medico.

Regola 4: Fare amicizia con fibre e vitamine; ci sono carboidrati che forniscono una grande quantità di nutrienti benefici come ferro, potassio e tiamina. Quindi, poiché stai tagliando i carboidrati, devi trovare un modo alternativo per assumerli. Dovresti usare molte verdure, preferibilmente quelle a foglia verde. Usare l'olio, uova, pancetta e alimenti ricchi di fibre.

Regola 5: Non farla per sempre; la dieta chetogenica è ottima, ma non farla mai per più di tre mesi se non vuoi apparire come qualcuno vittima del tifo. Non è destinata a continuare a lungo, solo una volta ogni tanto, e tu rimani in forma come sempre.

Regola 6: Non trascurare i professionisti; devo aggiungere anche questo. La maggior parte dei clienti non viene a trovarci mentre mangia cibo spazzatura. Quando fallisce nella sua dieta, litigano con noi come se fosse colpa nostra. Non devi prima metterti nei guai e poi ricordarti di noi, siamo qui tutti i giorni, contattaci!

Va bene. Ora conosci le regole, lasciami suggerire alcuni incredibili benefici che potresti ottenere dalla tua preparazione del pasto chetogenico.

Benefici per la salute della dieta cheto

Hai mai immaginato com'è calcolare la quantità totale di sale in un mare? Difficile e forse impossibile, giusto? Misurare il beneficio per la salute totale della dieta cheto può essere così difficile, perché le scoperte scientifiche continueranno ad aumentare. Ci sono ancora molte cose che ciò non sappiamo sulla dieta chetogenica. Ma per ora, possiamo considerare alcuni vantaggi registrati.

Perdita di peso: metti una mano sul cuore e rispondi, c'è un motivo principale per cui hai iniziato a leggere sulla dieta cheto che è lontana dalla perdita di peso? Bene, è così che ci è arrivata anche la mamma. A volte il digiuno intermittente può essere lento e inefficace, ma ciò non è discutibile nel caso della dieta cheto. Se i tuoi pasti sono ben preparati, la tua perdita di peso è garantita. Sai, perdita di peso significa perdita di grasso che significa minori possibilità di problemi al fegato, reni e cuore.

Epilessia: questo è qualcosa che molte persone non sanno. Una preparazione e una dieta chetogenica adeguata possono aiutare il tuo corpo a combattere l'epilessia. Le diete chetogeniche possono arginare abbastanza bene le convulsioni. Direi che mi sembra un ottima cosa. Tuttavia, questo funziona di più per i bambini che per gli adulti.

Diabete: la dieta cheto può aiutarti ad alleviare il rischio di diabete di tipo 2. Questo perché la quantità di zucchero rilasciata nel flusso sanguigno è ridotta a causa della ridotta assunzione di carboidrati. Anche se l'insulina non funziona nel modo previsto, i livelli di zucchero nel sangue non aumenteranno e probabilmente non dovrai preoccuparti del diabete di tipo 2.

Potenzia il cervello e riduci i disturbi cerebrali: ho iniziato a capire perché ad un certo punto i miei voti migliori a scuola si sono ridotti quando ho visto il medico di famiglia con la mamma. Ci ha detto che mangiare troppo zucchero non fa funzionare bene il cervello. I medici ci hanno anche detto che poteva aiutare mia madre quando aveva il morbo di Parkinson e continuo a dare quella testimonianza ogni volta che ne parlo oggi. La sua maggiore assunzione di grassi ha creato un effetto neuroprotettivo sul suo sistema corporeo, gradualmente, è sopravvissuta. Alle sessioni regolari negli ospedali in cui vengo per la formazione, sono sempre ispirata ad ascoltare le persone parlare di come la dieta chetogenica ha iniziato ad aiutarli a combattere malattie degenerative come Alzheimer, Sla, Parkinson e autismo.

Fa bene al cuore: La dieta regolare può effettivamente difendere il tuo cuore tanto che il colesterolo alto che può ispirare le malattie cardiovascolari non sarà trovato da nessuna parte. Se me lo chiedi, è abbastanza sicuro.

Con tutta questa serie di benefici che riguardano cervello, corpo, cuore, epilessia, peso e tanti altri problemi, sei sicuro di non voler provare la dieta chetogenica?

Come cominciare una dieta cheto?

È arrivato il momento di iniziare! Come si inizia? "Kelly, mi piace, ma non so nemmeno come iniziare. Posso mai farla?" Un cliente alzò le mani in aria per l'eccitazione dopo avergli parlato della dieta chetogenica. Se me lo chiedi anche tu sarai la 699esima o forse la 700esima persona a chiedermelo.

Non ci sono grossi problemi, per iniziare, basta semplicemente elaborare un programma di dieta, preferibilmente con il medico e iniziare!

Naturalmente, è probabile che si avverta un po' di disagio e quello che viene chiamata "influenza keto". Questo è solo un po' di malattia che ti colpisce mentre il tuo corpo sta cercando di adattarsi al nuovo sistema. Non preoccuparti, sono sempre lievi e il vostro medico sa già che sta arrivando, probabilmente vi darà dei farmaci se ne avete bisogno.

Quindi, per iniziare, redigere la preparazione della dieta chetogenica, ottenere i nuovi ingredienti e iniziare!

A volte, non sai quali opzioni sono ora disponibili per te poiché dicono che non puoi mangiare tutto. Lascia perdere, li ho elencati per te, pagina successiva!

2.
LISTA DEI CIBI PER LA DIETA CHETOGENICA

Quindi, come alcuni dei miei clienti, hai sentito che iniziare la dieta cheto significa che puoi mangiare solo quei cibi che riempiono la tua mente di disgusto ogni volta che li vedi al negozio di alimentari? Questo tipo di cose sono proprio quelle che il mio collega chiamerebbe "false dicerie".

Lontano da queste dicerie, ci sono molti cibi deliziosi che puoi mangiare anche senza carboidrati. Tranquilla!

Ma il problema è che la maggior parte delle persone che stanno appena iniziando non capiscono sempre come preparare i pasti, anche quelli che hanno iniziato molto tempo fa non hanno ancora capito che preparare dei pasti chetogenici non toglie la vita al cibo, ma aggiunge colore ad esso.

Ma prima di parlarti della preparazione dei pasti, parliamo dai cibi che puoi mangiare. Dimmi, ora che sei a dieta, cosa puoi mangiare? Cosa non puoi mangiare? Hai appena detto che non puoi mangiare le uova? Ops. Tieni le labbra e leggi. Ho compilato l'elenco degli alimenti che puoi mangiare, quindi controlla questo elenco e dimmi se sono cattivi come pensavi.

Pesce e Frutti di mare

Non so come, ma devi solo assicurartene. Il pesce e i frutti di mare devono essere inclusi negli ingredienti per le tue ricette chetogeniche. Sono davvero degli ottimi alimenti. Forniscono grassi omega-3 e questo è un qualcosa che so che ti servirà molto una volta che inizi a tagliare i carboidrati.

La maggior parte delle volte che mi senti dire pesce e frutti di mare, sto parlando di ostriche, sardine, tonno, polpo, salmone, sgombro, cozze, merluzzo, calamari e qualsiasi cibo che viene pescato in mare.

Uova

Sì, eccole! Mi chiedo chi abbia portato l'idea disgustosa che le uova siano i modi più sicuri per aumentare l'obesità. Come? *Health Wise* ha detto ancora una volta sulla loro rivista proprio l'anno scorso che le uova sono innocenti di quella accusa. Invece, dovresti vederli come uno degli ingredienti più sani da inserire nelle tue ricette chetogeniche.

È un dato di fatto, ogni uovo che prendi in mano contiene circa 6 grammi di proteine e un grammo di carboidrati. Ciò significa che le uova sono fornitori molto poveri di carboidrati naturalmente. Puoi preparare le tue uova come desideri, fritte, bollite, imburrate, strapazzate, frittate, e qualsiasi stile che ricordi purché non le mescoli con alimenti ad alto contenuto di carboidrati come le patate.

Un altro motivo per cui dovresti anche includere le uova nella tua dieta è la facilità con cui puoi farle. Non devi passare anni in cucina a provare a fare qualcosa di complicato e ricercato. E poi anche se ti trovi all'estero, le uova sono sempre reperibili, le trovi dappertutto. Quindi anche quando viaggerai e non potrai preparare ricette particolari, affidati alle uova. Poi immagino che se sarai in vacanza, non avrai molta voglia di passare molto tempo sui fornelli. Che invenzione le uova! Sono anche facili e veloci da preparare. Ti basterà solo romperle e creare qualcosa.

Ma devo avvertirti, non vuoi aumentare anche il colesterolo in eccesso nel tuo corpo, quindi non consumare tutte le uova del frigorifero, solo i serpenti lo fanno e tu sei un essere umano, non un serpente.

Manzo e Maiale

Se hai persone il cui aspetto fisico rende tutti gelosi, cammina verso di loro e chiedi se hanno mai mangiato carne di manzo e maiale. Sarai sorpresa di apprendere che il manzo e il maiale sono i veri favoriti di queste persone contrariamente a quanto pensano altri. In effetti, il dott. Erickson, un professore messicano, ha condotto i suoi studenti in una ricerca alla fine dell'anno scorso. Volevano sapere quante persone pensavano che la carne potesse aumentare le possibilità di obesità, sono rimasti scioccati con un risultato positivo del 73%!

Caspita, questo tipo di ipotesi sono ancora vive in questo secolo? Se appartieni a quel tipo di persone, prendi il telefono e chiama ogni singola persona a cui hai detto quell'errore. Quindi stai tranquilla, puoi mangiare liberamente la carne, non favorisce l'obesità. Se noti che stai ingrassando durante quel periodo in cui ne aumenti l'assunzione, penso che non sia esattamente la carne, devi considerare anche altri fattori, con cosa la mangi? Ecco da dove prendi i tuoi grassi, smetti di accusare gli innocenti.

Ricordo anche il dottor Rashford che ci raccontava durante una sessione serale: "dovresti optare per carni rosse di animali nutriti con piante quando hai una scelta". Anche la rivista *Earthly Health,* in un articolo pubblicato lo scorso anno, ha detto qualcosa a riguardo, affermando che le carni biologiche sono più ricche in tutti i sensi. Quindi, se sto programmando la tua dieta, o hai intenzione di invitarmi a cena prima o poi, ricorda, per prima cosa gli erbivori.

Pollame

In media, ogni brodo di pollame farà una bella aggiunta alla preparazione dei tuoi pasti chetogenici. I pollami di solito sono cibi a basso contenuto di carboidrati, gustosi, nutrienti e non difficili da preparare. Possono illuminare tutto nel tuo piatto. Naturalmente danno anche il sapore alla tua zuppa. Io non so nemmeno se posso farne a meno, meal prep o no meal prep. Se il pollame fosse come la pesca, non sarei una pescatrice, sarei una bracconiere, se c'è qualcosa del genere, li adoro!

Stiamo parlando di tacchino, pollo, quaglie e tutte le loro famiglie. Nessuno di loro dovrebbe preoccuparti, puoi mangiarli tutti durante la tua dieta chetogenica.

Olio

Scommetto che ti vedo ringraziare il cielo perché questo è effettivamente incluso, ti conosco, è la prima cosa che fai. Gli oli contengono una straordinaria quantità di lipidi e grassi sani. Il tuo corpo ha bisogno di molti di loro per continuare la chetosi, quindi non ho altra scelta che selezionarli tra i miei consigli. Se l'olio è buono, non temere di abbondare, personalmente non riesco a mangiare niente senza un abbondante filo d'olio sopra i pasti. Che sia pesce, carne o verdura. Quindi non preoccuparti. Usa l'olio di oliva extravergine, il migliore, ma prova anche quello di avocado, cocco, mandorle e sì, anche di nocciole, sono tutti verdi per te. Da provare anche l'olio di noce di macadamia. Che prelibatezza! Questi oli sono i miei migliori alleati per preparare dei gustosissimi piatti chetogenici.

Frutta secca

Non posso dire di altri paesi, ma la maggior parte delle noci negli Stati Uniti sono gli snack perfetti che dovresti tenere in tasca quando stai facendo una dieta chetogenica. Raramente considero le noci per i piatti principali, ma per la mia lista di spuntini è sempre la scelta migliore.

In realtà, non le usiamo solo perché sono migliori rispetto alla maggior parte dei frutti durante il periodo di dieta chetogenica. Sono dei pilastri speciali sui quali puntare per la preparazione dei pasti. Ti aiuteranno a colpire l'obesità così forte da spazzarla via per sempre. Quindi, ne hai davvero bisogno. Ora sto parlando di noci, noci del Brasile, noci di Macadamia (le mie preferite), nocciole, mandorle, arachidi naturali, pistacchi, semi di sesamo (fantastici per preparare il gomasio), semi di lino, semi di girasole, semi di chia e noci pecan.

Latticini

Chi dice che i latticini sono per i bambini? La maggior parte dei loro grassi sono adatti al corpo. Per latticini intendo formaggio (ci sono così tante prelibatezze, tanti tipi di formaggio che avrai l'imbarazzo della scelta, ma stai attenta, non scegliere quelli aromatizzati con carboidrati), yogurt greco (solo quelli semplici possono e dovrebbero essere inclusi tra i tuoi ingredienti), crema pesante, panna acida, formaggio di capra, mozzarella, ricotta, mascarpone (o come alcuni lo chiamerebbero "crema di formaggio"). Mi sta venendo fame! Mi sa che riprenderò a scrivere il libro tra poco. Adesso mi faccio un bello spuntino!

Grassi naturali

Alcuni alimenti contengono naturalmente un tasso molto elevato di grassi e proteine. Questo è un bene. Ce ne sono così tanti che non sono molto sicuro di poterti rilasciare l'elenco completo. Ma tra questi, salsa bernese, cipolle, burro all'aglio, ostriche, tonno, pancetta, agnello e proteine del siero di latte. Ogni volta che li trovi non pensarci due volte a fare la scorta. Il commesso dovrà pensare che stai organizzando una cena per una caserma di soldati.

Bevande

Finalmente! Abbiamo parlato di cibi, cibi e cibi tutto il giorno. Non dovremmo parlare anche di bevande? Che sia chiaro, in nessun caso, non puoi bere alcolici come una nave cisterna. Non puoi sperare di bere come una spugna e rimanere magra e in salute. È una missione impossibile. Scherzi a parte, c'è un elenco enorme di cose che non dovresti più bere perché forniscono calorie inutili e danneggiano il tuo corpo. Ma invece di annoiarti con tutti loro, parliamo un po' di cosa puoi bere.

Puoi gustarti del tè nero, rosso, verde, bianco e quello a base di erbe, puoi bere delle tisane e ti è consentito di bere anche l'acqua di cocco, purché non la bevi come se fossi un cammello nel deserto. Non esagerare.

È poi consentito anche il caffè nero e puoi scegliere di mescolarlo con burro, panna od olio di cocco. Alcuni miei colleghi consigliano di bere anche il latte di mandorle senza zucchero, io non ne vado matta, tu provalo. C'è anche il brodo di ossa, incredibilmente genuino, sano e ricco di proprietà benefiche, un vero e proprio toccasana per il corpo, un elisir che viene preparato fin dall'antichità.

Ho quasi dimenticato di dirti che è permesso bere l'acqua. Avevi qualche dubbio? Per finire in bellezza posso dirti che puoi prepararti dei salutari succhi di verdura e puoi bere anche un bicchiere di vino durante i pasti. Ma non di più.

Frutta

Di solito, dopo aver iniziato il mio sermone su cosa dovresti e non dovresti mangiare, quasi tutti i miei clienti cominciano a farmi la stessa domanda. Forse è venuta in mente anche a te. Non mi stupirei. Di solito mi dicono: "aspetta, non hai menzionato la frutta, è perché non possiamo prenderla?" Odio versare acqua fredda sullo spirito dei miei clienti, ma non c'è altra risposta che "sì". Devi catturare lo sguardo sulla loro faccia, Accidenti! Non voglio vedere lo sguardo sul tuo viso in questo momento!

Francamente, ciò che elimina la maggior parte dei frutti dalla lista degli ingredienti per i pasti chetogenici è che contengono un livello molto elevato di carboidrati. Il loro zucchero è così alto che non te lo puoi permettere. Alcuni come l'avocado, cocomero, limoni, pompelmo, mango, fragole, more, olive, prugne e lamponi possono essere consumati però. Puoi prendere qualche pesca, kiwi o ciliegia se hai davvero bisogno di avere un frutto di tanto in tanto. Ma in realtà non dovrebbero arrivare sulla tua tavola, quindi usarli significa piegare le tue regole. Non ti dirò di sì, ma è molto meglio dell'alcool. Se ti rende davvero felice, mangiala ogni tanto.

Prodotti da forno

Siamo arrivati ai miei prodotti preferiti. I prodotti da forno. Naturalmente stiamo parlando di panini, rosette, crackers, grissini, piadine, biscotti, muffin e pizza. Adesso mi dirai: "Aspetta Kelly, ma non posso mangiare carboidrati, che stai dicendo? Mi stai facendo uno scherzo?" No mia cara, devi sapere che questi prodotti possono essere fatti con farine a basso contenuto di carboidrati. Ci sono tantissime farine alternative a quelle di grano, come la farina di mandorle, cocco, avena, sesamo, lino. Ma ce ne sono molte altre.

Forse avrai già letto il mio libro: "PANE

CHETOGENICO: Pane Fatto in Casa - Ricette per una Dieta a Basso Contenuto di Carboidrati per la Perdita di Peso: Panini, Rosette, Crackers, Grissini, Piadine, Biscotti, Muffin, Pizza e Ricette Senza Glutine".

Questo libro descrive nel dettaglio le deliziose e semplici ricette che puoi realizzare con la tua macchina del pane. Puoi essere un principiante, senza alcuna idea su come cucinare, o puoi essere un panettiere avanzato che vuole migliorare le sue abilità. Questo ricettario si adatta a qualsiasi livello di capacità che si ha in cucina. Puoi usare questo ricettario per provare nuove abilità culinarie e divertirti con la famiglia, assaggiando qualcosa di nuovo ogni settimana.

Uno dei maggiori svantaggi di andare completamente in cheto è che devi rinunciare a prodotti da forno come pane, panini, pizza, biscotti, muffin, ecc. Questo è un sacrificio eccessivo per molte persone ed è un ostacolo frequente sulla strada verso la perdita di peso.

"PANE CHETOGENICO" mira a risolvere questo problema. Molte persone non se ne rendono conto, ma ci sono molti prodotti da forno deliziosi che possono essere realizzati utilizzando solo ingredienti a basso contenuto di carboidrati che sono pienamente conformi ad una dieta chetogenica! Uno dei motivi per cui le persone non iniziano a fare il proprio pane in casa, è a causa del mito che fare il proprio pane è difficile o richiede un sacco di attrezzature specializzate. Niente di più lontano dalla verità! Tutta l'attrezzatura necessaria per fare il pane fatto in casa è molto probabilmente già nella tua cucina.

Avrai bisogno di alcune buone ciotole di preparazione, teglie da forno, teglie da muffin e qualche semplice ingrediente che si può facilmente trovare presso il tuo negozio di alimentari locale. Questo è tutto! Niente di complicato, vero?

Condimenti

"Kelly, niente più condimenti?" Un cliente che si era allontanato dopo aver ascoltato quello che avrebbe dovuto e che non avrebbe dovuto mangiare tornò dopo pochi minuti per chiedermelo. Per divertimento e scoperta, le mie dita si bloccarono sul tavolo mentre le mie gambe tamburellavano sul pavimento mentre fissavo l'uomo per alcuni secondi. "Così, la gente ama i condimenti così tanto" ho riflettuto. I condimenti sono quelle cose che in realtà non fanno parte della tua dieta, ma hai deciso di aggiungerli per dare gusto, sapore o colore. Un certo numero di alimenti che hai visto in precedenza possono essere utilizzati per preparare qualche condimento.

Questa è un'altra ragione per cui la dieta chetogenica potrebbe non aver funzionato molto bene per te se l'hai provata in precedenza, potresti aver incluso alcuni condimenti che sono pronti a fare a pezzi tutti i tuoi sforzi e assicurarti di aumentare di peso. Dimentica le salse confezionate. Contengono una quantità di carboidrati e zucchero che potrebbero farti dimenticare di chiudere la bocca sotto shock. Inoltre non sono salutari. Pochi come sale e pepe, tapenade di olive, pesto, maionese. Anche le erbe sono generalmente buone. Rosmarino, prezzemolo, basilico, timo, maggiorana, erba cipollina, aglio ognuna di loro. Puoi utilizzare anche del succo di limone o di lime per condire i tuoi piatti.

Verdure

Chi osa dimenticare le verdure? Sono tra i migliori ingredienti che dovresti includere nella tua dieta chetogenica. Sono come soldati addestrati portati in guerra, sanno cosa vuoi e cosa devono fare, tutto ciò che devi fare è affondarli nei piatti e nel tuo ventre. Quindi aspetta e guardali fare meraviglie. Ho scoperto personalmente che quelli fritti in olio d'oliva o burro sono i più buoni da gustare. Fanno anche miracoli.

So che il loro gusto può farti dimenticare patate e riso, ma il motivo più importante per cui dovresti aggiungere le verdure alla tua dieta non è il loro colore accattivante e il loro sapore dolce, è la quantità di nutrienti che puoi ottenere. Le verdure possono fornire ogni singolo nutriente di cui hai bisogno dai frutti. Non comprare quelle congelate o bollite. Prendi solo verdura biologica e a chilometri zero. Ci sono centinaia di varietà, ma puoi provare asparagi, cetrioli, funghi, spinaci, melanzane, cavoli, broccoli, carciofi, cavolo, cavolo cinese, fagiolini, aglio, pomodori, zenzero, zucca estiva, sedano, pepe e cipolle. Usa le verdure a tuo piacimento, non ne consumerai mai abbastanza, non avere paura di esagerare.

Diario alimentare

Lo so, questo non è un cibo, ma ho voluto inserirlo ugualmente. Ti sarà molto utile. Con un diario alimentare sarà molto più facile per te controllare la tua alimentazione e ti offre molti benefici. Per esempio starai più attenta a quello che mangi, limiterai le scelte sbagliate, conoscerai meglio le tue abitudini, non avrai più scuse e potrai monitorare i tuoi progressi. Quindi se non ne hai uno, vai subito a comprarlo!

Cibi da evitare

Ok, parliamo. In questo momento, sei come una donna incinta che ha bisogno di consultare un medico ogni volta per essere certa che qualcosa sia giusto o sbagliato da mangiare per lei, per essere sicura che le venga consegnato il suo bambino senza complicazioni. Questa volta, non stai dando alla luce un bambino, stai perdendo alcuni grassi superati che si sono accumulati come sacchi su tutto il corpo. Anche nel tuo caso, devi essere informata su cosa mangiare e cosa non mangiare dagli esperti, e dovrai cucinare in base a quelle informazioni.

Ho già elencato i migliori alimenti che puoi preparare per le tue deliziose ricette, ora sento che dovrei parlarti di quelli che dovresti aggrottare le sopracciglia solo per annusarli, per non parlare di cucinare o mangiarli. Quasi tutto è ti permesso come puoi vedere. Quelli che non puoi mangiare sono elencati di seguito:

Frutta

Sì, non essere sorpresa. Ho deciso di inserire questa lista in cima perché è difficile entrare in una casa americana e non trovare un cesto di frutta. Non è una cattiva idea naturalmente; sai che i dottori ti direbbero di mangiarne. Ma ci sono dei frutti che devi eliminare dalla tua dieta chetogenica. Quindi, "mele, pere, banane" e molti altri frutti sono elementi molto cattivi da includere nella dieta di una persona che vuole perdere peso e che sta seguendo una dieta chetogenica. Adesso dovresti conoscere il perché, purtroppo contengono molto zucchero naturale. Consuma quelli che abbiamo visto nelle pagine precedenti.

Alcol

So che neanche questa sembra una buona notizia. Ma non hai scelta. Hai bisogno di bruciare i grassi; hai bisogno di smettere di bere alcolici. Devi solo controllare l'etichetta della maggior parte di quelle bevande e individuare l'incredibile percentuale di zucchero in esse. Fidati di me, quel ritmo può farti vacillare.

Dovresti assicurarti di non assumere diete ricche di carboidrati. Includerli nella tua dieta rovinerà tutti i tuoi piani.

3.
CHE COSA È IL MEAL PREPPING

Siamo arrivati alla chiave che ci aiuta a mantenere uno stile di vita sano nel tempo, il "meal prep". Ti aiuterà a evitare inutili tentazioni di cibi poco sani quando non hai tempo e voglia di metterti a cucinare. E naturalmente con il "keto meal prep" perderai peso e ne guadagnerai in salute.

Che cosa è il Meal Prep?

Il "Meal Prep" è uno degli sviluppi più apprezzati del secolo. Grazie alla tecnologia, troviamo molto semplice preparare i pasti e conservarli per un periodo di tempo molto lungo. Ecco di cosa si occupa il meal prep. Il meal prep, per dirla in maniera semplice è l'abitudine creativa di preparare i pasti in modo che non vengano completamente consumati immediatamente, possono essere consumati per un lungo periodo di tempo, diciamo una settimana. In realtà, sono cotti e conservati per essere mangiati un'altra volta. Di solito, non devi cucinare come se stessi organizzando un matrimonio quando fai il meal prep.

Le tue preparazioni possono essere pianificate in qualsiasi modo pensi che andrà bene per te poiché ci sono molti stili che puoi usare quando prepari il cibo. Le persone lo fanno perché pensano di essere troppo occupate per cucinare e vorrebbero continuare ad assaggiare le prelibatezze. Alcuni lo fanno perché odiano camminare ogni volta in cucina per cucinare. Non li biasimo, però, essere un'ottima cuoca può essere una buona idea, ma perdere troppo tempo in cucina, non lo è.

Inoltre è un sistema che ti permette di seguire le diete con maggior facilità. Molte persone non riescono a rispettare le diete perché non hanno il tempo di prepararsi i pasti. A volte, sono troppo occupati per farlo, altre volte, troppo stanchi. E come spesso capita in queste condizioni, c'è chi mangia cibo spazzatura. Ad ogni modo, si finisce per infrangere la regola del niente carboidrati. Te lo dico, non mi sembra una ottima scelta.

Non c'è modo migliore per salvarti da queste storie che il meal prep chetogenico. È il metodo più sicuro, più veloce, più economico e utile per assicurarti di non lasciare la strada a metà perché non puoi cucinare.

Ragioni per cominciare con il meal prep

Ci sono molte ragioni per cui il meal prep dovrebbe essere una cosa di tutti. Questi motivi riguardano affari, dieta cheto, struttura familiare e altri ancora. Forse un giorno dovrei scrivere un'enciclopedia. Per una persona media che sta facendo la dieta cheto, tuttavia, ci sono anche centinaia di ragioni. E per favore non alzare le sopracciglia, non dovrai leggere un altro libro per trovarle.

Ogni singolo motivo per cui dovresti provare il meal

prep chetogenico è evidenziato di seguito, ma dovrei ricordarti che questi benefici sono più di quello che chiunque potrebbe dirti, probabilmente scoprirai ancora di più quando inizi a praticarlo. Adesso vediamole insieme.

Risparmiare un sacco di stress

Sì, l'idea è quella di perdere peso, ma non credo che devi stancarti ogni volta che prepari le cose di cui hai bisogno. No, la stanchezza e la forza non sono la perdita di peso. Non c'è modo migliore per salvare il tuo corpo dal calore che ti stanca in cucina fino a tre volte al giorno. Tutti quelli che sono stati abbastanza bene in cucina possono dirti che piegarsi e stare in piedi mentre tagli, affetti e aggiungi non è esattamente divertente. È un tipo di problema che nessuno vuole affrontare dopo aver avuto una brutta giornata di lavoro. Non importa quanto sia semplice il tuo lavoro, spesso accadono imprevisti e cucinare bene è una attività che non possiamo fare sempre. Ecco perché la maggior parte degli americani è abituale in un ristorante o nell'altro.

Come persona a dieta chetogenica, scivolare nei ristoranti non è tra le tue opzioni. Neanche una volta ogni tanto. Questo perché non fanno i piatti keto lì. Quindi è meglio se ti prepari il cibo da sola. Pensa a quanto stress puoi risparmiare se ti prepari i pasti della settimana in anticipo. Tutto ciò che devi fare è aprire il frigorifero, riscaldare e mangiare. Questo ti semplifica la vita, sei d'accordo con me?

Risparmiare tempo

Il pensiero di dover preparare la colazione ogni mattina, a volte mentre in contemporanea prepari il pranzo, dal momento che potresti non essere a casa per pranzo e poi trascinare i piedi a casa per rifare la cena è qualcosa che fa arrabbiare molte persone. Non riesco a immaginare di attraversare strade, navigare tra file e file tutto il giorno al lavoro, mescolare le riunioni del consiglio con i clienti e pensare come tornare a casa nel cuore della notte e iniziare un altro rituale di piegarsi e stare in cucina.

"Assolutamente no!" Un uomo di 45 anni ha sbattuto

il mio tavolo dopo che gli avevo detto che sarebbe dovuto tornare a casa tutte le sere dal suo lungo giorno di lavoro come agente di sicurezza, per cucinare qualunque cosa stesse andando a mangiare, per seguire correttamente la dieta. Probabilmente non può nutrirsi di snack tutto il giorno e la notte. Ci sono volute molte parole dolci, sorrisi e calma per calmarlo. Gli sembrava davvero una eresia. Ma possiamo darli torto? È stata una reazione naturale, dopo che hai sgobbato tutto il giorno a lavoro, tornare a casa e farsi da mangiare non è divertente.

Ma se hai preparato tutto prima, non importa quanto sia stata stancante la giornata, non tornerai a casa con una rabbia rinnovata verso i tuoi utensili da cucina. Tutto ciò che devi fare è prendere la tua razione già preparata e cenare. È davvero un calmante e un sollievo tornare a casa e mangiare qualcosa di buono e sano dopo una dura giornata. Se il meal prep non ci fosse, andrebbe inventato!

Ti fa continuare

Troverai molto facile continuare la tua dieta chetogenica se non devi entrare ogni volta in cucina. È molto più facile quando tutto, inclusa la dieta è stata pre-preparata, tutto ciò che devi fare è aprire un frigorifero. Quando poi si presenta la necessità, è possibile utilizzare anche un forno, uno scaldino e un paio di altre cose.

Questa è una gran bella comodità, dopo che l'avrai provato, non potrai farne più a meno. Te lo garantisco!

Riduce i costi

È finita l'era in cui devi investire una buona fetta del tuo stipendio in ristoranti. Tutto ciò che ottieni per i tuoi soldi sono carboidrati e condimenti. Se posso dire, questa è in primo luogo la causa della obesità. Prova a fare il conto di quanto risparmieresti se non andassi più in ristoranti a mangiare cibi che ti fanno ingrassare.

Studi empirici dimostrano che cucinare a casa costa

molto meno che mangiare in ristoranti. È ancora più economico quando si acquistano gli ingredienti sfusi, in alcuni negozi. Ciò significa che con questo nuovo piano, non solo verranno tagliate le spese oltraggiose, ma questa volta avrai soluzioni a un prezzo molto più economico di quelle che pagavi prima.

Creatività

Sì, ci sono ingredienti da usare e proporzioni da considerare, ma come mescolarli? È una sfida a cui mi piace pensare ogni volta che voglio fare una dieta. È sempre divertente vedersi inventare qualcosa di completamente diverso ogni volta che stai cucinando. È divertente pensare al fatto di cucinare in modo diverso e a volte fare degli esperimenti creativi. Perché non provare ad aggiungere questo e quello invece di questo adesso? Questo è ciò che accade quando ti metti a cucinare. Inoltre ogni settimana in casa mia abbiamo una sfida divertente, è qualcosa che aspettiamo ogni settimana nella mia famiglia, sentiresti "Cristo! Kelly, non c'è pepe!", a volte mia madre gridava sorpresa, "ora dimmi, è così che ci darai da mangiare per il resto della settimana?"

Applaudiamo tutti insieme i piatti più buoni e ridiamo di quelli che a volte capita di non cucinare benissimo. È un'attività che unisce davvero la famiglia. In fondo, mangiare è da sempre una occasione per stare insieme.

Ti aiuta ad organizzarti

Ogni persona dovrebbe essere organizzata. È il modo migliore per essere sicuri di dove, quando e qual è la prossima cosa da fare. Importa davvero come pianifichi la tua carriera, passi le tue giornate e decidi cos'altro vuoi fare della tua vita. Difficile da credere, ma se la perdita di peso fa parte dei tuoi piani e le diete cheto sono la tua scelta di cura, il meal prep chetogenico è una delle tue migliori possibilità. Non sarà solo relativamente facile elaborarlo, sarà ben programmato e, tra le altre cose, dovresti pensare, che il come e il cosa mangiare è fuori. Nel senso che non dovrai più preoccuparti di cosa e come mangiarlo. Hai già pianificato i tuoi pasti per tutta la settimana. Non c'è modo migliore per cominciare la tua settimana. Anche le tue altre attività ne avranno un beneficio.

Hai ancora qualche dubbio? Questo meal prep è fenomenale, è uno dei modi più solidi per essere sicuri di assumere la dieta corretta. Quindi organizzati in anticipo e questo ti aiuterà ad organizzarti anche per le tue altre cose. Non ti dovrai più preoccupare di essere troppo occupata o stanca di fare qualcosa, e di non seguire il tuo programma alimentare.

Pianificherai in anticipo i grassi, le proteine e i carboidrati che assumerai durante tutta la settimana. I benefici che potresti trarre dal meal prep chetogenico vanno ben oltre il mangiare e la pianificazione per una settimana. Ci sono molte cose che scoprirai personalmente durante il tuo soggiorno nella missione del meal prep, quindi è meglio lasciarti scoprire queste cose personalmente e cominciare a trattare altri temi, come le modalità per preparare i pasti.

Modi per fare il meal prep

La preparazione dei pasti non è una cosa molto elaborata, quindi ci sono solo alcuni modi per affrontarla. Di solito, si sceglie in base alla propria situazione personale e ai propri obiettivi. Ad esempio, lo stai facendo in modo da controllare la tua dieta, perché probabilmente sei impegnata e perché probabilmente nessuno sarà a casa ad aiutarti a cucinare nei prossimi giorni. Oppure perché sei semplicemente allergica alla cucina e non hai voglia tutte le volte di fare da mangiare. Qualunque sia la causa, ci sono comunque solo quattro opzioni tra cui scegliere.

Preparazione del giorno prima

C'è a chi non piace preparare i cibi una settimana prima e c'è chi preferisce preparare il pranzo e la cena il giorno prima. Questo perché giustamente non vorrai mangiare la stessa cosa per tutta la settimana. Per esempio, stai cucinando del cibo da consumare subito, in questo caso non ti basterà che raddoppiare la dose per preparare il pasto anche per il giorno dopo, oppure triplicare la dose se la vuoi anche per il giorno dopo ancora. In questo caso cucinerai solo 3-4 volte a settimana.

Batch cooking

Batch cooking significa "cucinare in lotti" o "cucinare in serie". Il concetto è molto semplice, visto che stai già cucinando, ti conviene farlo in abbondanza e facendo più pasti per conservarli. Organizza il tuo menù settimanale. Dovrai preoccuparti solo di tirare fuori il cibo e scaldarlo.

Questo metodo ti permette di cucinare in anticipo, in un solo momento, tutti i pasti della settimana. Dovrai cucinare una volta sola e tutto in una volta: il cibo preparato poi lo conserverai in frigo o in freezer in modo da averlo subito pronto quando ti serve nei giorni seguenti.

Come abbiamo detto prima è una soluzione perfetta quando non hai tempo di cucinare. Questo metodo ti permette di dedicarti di più alle cose importanti, come la famiglia e le tue passioni. Il batch cooking è fenomenale!

Suddivisione pasto individuale

Con questo metodo dovrai pensare le tue ricette come se dovessi servire dei pasti al ristorante. Dopo aver cucinato suddividerai tutti i cibi in porzioni individuali, e le conserverai separatamente. Quindi il punto è confezionare i singoli pasti in modo da poterne prendere uno e scaldarlo facilmente, senza stare tutte le volte a rifare le porzioni. Le fai in anticipo.

Ingredienti pronti da cucinare

Questo è l'ultimo metodo di preparazione noto. Il

modo in cui funziona è che prepari praticamente tutti gli ingredienti prima della cottura, quindi tutto ciò che devi fare è tornare in cucina, mescolarli e preparare i piatti. Quindi cucini gli ingredienti separati, e poi gli unisci a tuo piacimento in base alla ricetta che vuoi preparare.

Tutto ciò che devi fare quindi è preparare gli ingredienti separati e conservarli in frigo o addirittura congelarli. Un altro vantaggio è che ti preparerai il pasto in base al desiderio del giorno. Non sceglierai quindi una settimana prima la tue ricette, ma deciderai li per li quali ingredienti unire e cosa prepararti. Non dovrai altro che scongelarli o toglierli dal frigo, assemblarli e saltarli in padella. Questa soluzione è fantastica!

Prima di iniziare con i trucchi e i consigli più semplici per risparmiare tempo e denaro, dimmi una cosa, quale tra questi metodi ti piaciuto di più? Quale pensi che faccia al caso tuo?

4.
SUGGERIMENTI E CONSIGLI

Preparare un pasto non è una di quelle cose che devi passare secoli a fare. Stai cucinando, non costruendo.

Dovrebbe anche essere più facile, veloce ed economico rispetto alla preparazione tradizionale di un pasto o non lo stai facendo per risparmiare tempo ed energia? In questo momento, ricordo una scena particolare durante i miei primi giorni da dietista. Ho raccomandato la dieta chetogenica per una giovane donna impegnata.

Questa donna trovava davvero difficile cucinare ogni giorno e ogni notte, così chiamò per vedere se poteva ottenere un cuoco pagato. Ho leggermente suggerito: "Perché non provi il meal prep?" Ovviamente, ha ascoltato attentamente mentre iniziavo a offrire la varietà di opzioni che può provare, quindi ha riattaccato dopo avermi ringraziato.

Ma la settimana successiva mi ha scioccato, ho quasi pensato che fosse lì per spararmi a morte nel modo in cui è entrata nel mio ufficio. "Se non puoi aiutarmi, stai fuori dalla mia vita!" Essendo la mia prima volta, ho sentito apprensione. Ho iniziato a chiedermi cosa fosse successo fino a quando ho capito che cucinare alla rinfusa può essere davvero complicato e costoso. Quindi, ho lavorato con alcuni colleghi per fare una ricerca molto affidabile sul modo migliore di preparare i pasti. Abbiamo scoperto alcuni fatti, vediamoli insieme.

Suggerimenti per risparmiare tempo e denaro

Sfrutta i tempi morti

Quando i miei clienti iniziano a dirmi come hanno preparato i loro pasti cheto, spesso mi rendo conto che non sono pigri, è solo qualcosa a cui la maggior parte delle persone non pensa. Quando hai tempo, mettiti a preparare le cose anche se non tutte insieme. Sfrutta i tempi morti. Se puoi tagliare alcune verdure stamattina e friggerle, grigliare i polli la sera successiva, tagliare i peperoni un'altra volta e tenerli tutti sani e salvi nel frigorifero, perché aspettare di stancarti domenica?

È un semplice trucco per battere il tempo, e non importa quanto siamo impegnati, possiamo sempre risparmiare un paio di minuti in cucina per fare una cosa o l'altra.

Provare a pre-elencare e organizzare

Uno dei modi più grandi di sprecare è quello di arrivare in cucina e iniziare a chiederti "ora dove ho messo il sale? John dov'è la cipolla? Chi ha preso le uova dalla macchina? Oh! Non riesco a trovare la padella, chi l'ha cambiata di posto?". Correre su e giù alla ricerca di ingredienti non è un'idea fantastica, ti arrabbierai, perderai tutta l'eccitazione e sprecherai la tua energia trascinandoti in cucina senza uno scopo. Fine della storia, sei stanco prima ancora di iniziare. Dimmi che non succede.

Giorni prima della preparazione del pasto, dovresti preparare gli utensili per il lavoro. Fai un elenco di quelle cose di cui hai bisogno, ovviamente anche gli ingredienti, preparali e organizzati in modo da facilitare il lavoro, potresti aver bisogno di contenitori per alimenti extra per assicurarti che ogni articolo sia conservato e facilmente individuabile, procurateli, ne vale davvero la pena. Prova e rimarrai sorpresa nel guardare l'orologio e vedere che hai speso la metà del tempo rispetto a quanto facevi prima.

Multitasking

Qual è il tuo pasto preparato per la settimana? C'è un modo in cui puoi fare due cose alla volta o impostare una macchina per iniziare a fare qualcosa mentre un'altra fa qualcos'altro? Cosa e cosa puoi far andare insieme?

È un ragionamento semplice, ma la maggior parte delle persone pensa a malapena di poter combinare due o tre cose insieme. Se stai combinando una varietà di cibi, probabilmente troverai quelli che possono essere cotti in una padella e quelli un altro fornello.

Sfrutta tutti i fornelli che hai a disposizione. Invece di usarne solo uno, se li userai tutti e 4, sarai 4 volte più produttiva. Sembra strano, ma molti non ci pensano, eppure è una cosa talmente semplice e banale. Poi mentre le cose cuociono sui fornelli, prepara altre cose, magari fai qualcosa in forno e un'altra cosa nel forno a microonde. E poi preparare qualcosa anche con altri utensili da cucina. Scoprirai di aver percorso tre miglia al minuto.

Qualunque cosa tu stia preparando, ci sono sempre cose che puoi fare insieme, quindi annotale prima ancora di iniziare. Prendi carta e penna e studia come puoi ottimizzare i tempi.

Prova cose precotte

Questo non ti farà solo risparmiare tempo, ma è un modo sicuro per risparmiare qualche soldo. Ottenere verdure surgelate e prodotti pre-tagliati è qualcosa che consiglio soprattutto alle persone super impegnate. Certo, consiglio sempre di prendere gli alimenti biologici e a chilometri zero, ma in alcuni casi, per risparmiare tempo, puoi utilizzare dei prodotti surgelati e pre-tagliati di qualità. I prodotti pre-tagliati sono prodotti come verdure, pesce, carne di maiale, i condimenti ammessi e tutti quei tipi. Di solito sono più economici di quelli grezzi. Di solito sono più piccoli poiché sono stati elaborati e tagliati nella dimensione esatta desiderata.

Non usiamo sempre tutte le cose che abbiamo comprato al mercato, spesso scartiamo alcune parti, e in questo modo, qualche soldo in più torna a casa con te. Alcune persone pensano che le cose trasformate non siano esattamente salutari, ma non è ciò di cui si nutre un americano medio? Tutto viene elaborato in ogni ristorante, e questa è l'America, il leader dei paesi avanzati nel mondo. Devi solo eliminare le tue preoccupazioni, la maggior parte delle industrie di trasformazione qui devono solo creare prodotti molto affidabili, prima perché sono in concorrenza e anche perché se ciò che fanno non è abbastanza buono, è immediatamente vietato. Diciamo che gli standard qualitativi di questi prodotti surgelati e pretagliati sta fortunatamente migliorando negli anni.

Alcuni dietisti pensano che puoi usare una pentola a cottura lenta, azionarla, uscire e soddisfare altre esigenze, e non è una pessima idea. Ma devo dire che ho un solo problema con l'idea. Sono apparecchi, cosa succede se qualcosa va storto, cosa succede se qualcosa prende fuoco e tu non sei lì per controllare le cose? È un piano elaborato per dare fuoco a tutto ciò che hai? Non puoi nemmeno usarlo nei momenti urgenti in cui devi cucinare ed uscire.

Come risparmiare denaro sulla preparazione dei pasti

Come avrai già notato, la spesa per gli alimenti rappresenta una grande parte delle spese di casa quindi è importante cercare di utilizzare dei modi per risparmiare denaro. Ma bisogna fare molta attenzione a risparmiare sul cibo perché stiamo parlando di cose che mangiamo, e noi siamo quello che mangiamo. L'obiettivo quindi non è risparmiare su tutto ma essere efficaci, cioè andare a tagliare quelle spese inutili senza avere un impatto negativo sul proprio stile di vita e salute.

Cominciamo con i consigli.

N°1: Fai una lista della spesa e rispettala! Questo sembra ovvio, ma ci sono molte persone che comprano sull'onda della fame o della golosità. Rispetta la tua lista, quello che non hai scritto non va acquistato!

N°2 Porta le buste della spesa da casa. Oltre ad essere una scelta ecologica che fa bene all'ambiente perché ha un minor impatto ambientale, questo piccolo accorgimento ti regalerà una spesa gratis all'anno. Fai il conto e poi mi dirai.

N° 3 Tieni traccia di ciò che spendi. Questa è una regola che funziona anche nel business, segnati tutte le tue entrate e le uscite, sarai più consapevole delle tue spese. Prova, ti accorgerai di tante cose, conoscerai meglio le tue spese, saprai dove finiscono i tuoi soldi. Se trovi qualcosa di anomalo, potrai correggerlo.

N°4 Sfrutta le offerte e le promozioni. Quando vai a fare la spesa stai molto attenta, ogni giorno ci sono dei prodotti scontati. Quando li trovi, prendine un po' di più anche per le settimane a seguire (naturalmente stando attenti alle date di scadenza). Fai attenzione anche a coupon che puoi trovare su molti siti online e sulle riviste. Alla fine dell'anno avrai risparmiato un bel po' di soldi.

N°5 Autoproduzione. Cerca di autoprodurre il più possibile. Preparare il pane (non dimenticare il mio libro PANE CHETOGENICO), le conserve, la marmellata e altri prodotti alimentari ti permetterà di evitare l'acquisto di prodotti preconfezionati, quindi andrai a risparmiare e mangerai più sano.

Resta nei tuoi limiti

L'acquisto di un jet è qualcosa che tutti vogliono, ma la maggior parte delle persone non può permetterselo. Alcuni prendevano prestiti, facevano debiti e finivano per odiare se stessi e ciò che acquistavano.

Mi piacciono molte cose che trovo nei supermercati,

ma quando non posso permettermele, giro la mia faccia nell'altro modo come se non esistessero. Questo è anche il modo migliore per preparare i pasti. Non puoi permetterti gli asparagi ora, ma puoi permetterti il sedano, prendilo! Aggiungilo al prossimo budget e acquistalo quando puoi. Anche se spendere i tuoi soldi per quello che dai da mangiare alla pancia è bello, assicurati di avere un budget elevato che copra altre aree. Non sei sulla terra solo per mangiare tesoro, non sei un bruco.

Varia quello che mangi

Mentre sembrerà solo che tu stia cambiando il gusto di ciò che metti in bocca, puoi effettivamente risparmiare qualche soldo cambiando ciò che mangi. I prezzi di nessun prodotto sono mai stabili. Come abbiamo detto prima, approfitta delle offerte. Provare qualcosa di nuovo può rendere la tua tasca felice.

Non sprecare il cibo

Spesso quando si prepara una ricetta, si tende a scartare alcune parti di alimenti. Questo è un errore costoso che molte persone fanno, è sbagliato buttare via i pezzi solo perché al momento non servono. Con gli scarti a volte si possono fare delle ricette molto deliziose. Non importa quanto burro, broccoli, estratti di vaniglia o olio di cocco siano piccoli, non gettarli nel cestino. Quel giorno l'unica quantità di cui hai bisogno per preparare il tuo pasto perfetto è quella dimensione, quindi tienilo per quei giorni invece di spenderli di nuovo. Ogni altra cosa che devi fare è già nascosta in tutte queste istruzioni. Ora devo usare il commento di un cliente, "con tutti questi amici, i tuoi soldi sono nella tua borsa, il tuo tempo nelle tue mani!

Bene, ma cosa mi serve per cominciare il meal prep?

5.
UTENSILI DA CUCINA PER IL MEAL PREP

Solo pochi secondi fa, ricordo di averti parlato di semplici consigli che puoi usare per risparmiare tempo e denaro. Ho detto che puoi risparmiare un bel po' di tempo facendo due passi in una volta. Ora, se devi fare due tre cose contemporaneamente, allora dovresti almeno sapere quali oggetti dovresti avere, quelle che possono lavorare insieme e quelle che non lo faranno mai.

Quindi, ti dirò tutti gli utensili da cucina di cui avrai bisogno per una preparazione del pasto veloce, facile e piacevole. Cosa devo trovare nella tua cucina per fare il meal prep?

Gli utensili da avere assolutamente

Strumenti di misurazione alimentare

Devi solo assicurarti di avere strumenti che puoi usare per misurare la quantità totale di ogni articolo che stai usando. Questo è il motivo per cui sto parlando di bilancia alimentare e misurini con le varie misure. Per una corretta realizzazione delle ricette, servono le giuste dosi. Devi assicurarti di aver selezionato le giuste quantità degli ingredienti, non devi andare a occhio, devi misurare!

Non vuoi aggiungere troppo poco o troppo sale alle verdure. Nessuno vuole assaggiare qualcosa di salato o insapore, almeno io no. Questo è solo un esempio.

Contenitori

Hai bisogno di molte ciotole perché c'è molto da tritare, sciacquare, bagnare e mescolare tutto contemporaneamente. Non ti eccitare se ne hai due o tre, ne hai bisogno molte di più. Devi averne circa 6. In questo modo, puoi mescolare, miscelare, far bollire, risciacquare e così via in ciascuno senza aspettare l'altro. Potresti aver bisogno anche di scolapasta, vasetti e grattugie.

Piatti, posate e taglieri

Avere delle posate è abbastanza scontato. Sono fondamentali. Assicurati di avere dei coltelli ben affilati e puliti, dei cucchiai da mescolare e dei piatti di diverse dimensioni e un bel set di taglieri. Il mio pezzo preferito è il coltello da verdure, da quando l'ho provato non ne posso fare più a meno. Hai mai visto i cuochi in televisione quando tagliano a pezzi le verdure? Ecco, utilizzano proprio quello. Una buona attrezzatura ti aiuterà a cucinare meglio e farà aumentare la tua creatività.

Macchinari da cucina e set di cottura

Stiamo parlando di fornelli, pentole, pentole istantanee e pentole a cottura lenta. Devi avere anche delle teglie, padelle antiaderenti e anche la mia padella preferita, quella in rame. Troverai molto comodo un robot da cucina multiuso. Uso spesso la mia macchina del pane per preparare il pane chetogenico, ma di questo ne ho già parlato ampiamente sul mio libro "Pane Chetogenico".

Accessori per la conservazione

Devi sapere una cosa molto importante: la conservazione corretta dei nostri alimenti influisce sulla nostra salute e sul nostro benessere fisico e mentale. Quindi assicurati di avere degli accessori di qualità per la conservazione del cibo, come vasetti in vetro, ciotole e altri tipi di contenitori. Personalmente ho trovato molto utile il "Fresh Lunch Box", ma la conservazione sottovuoto non la batte nessuno!

Insomma, assicurati di disporre i tuoi alimenti in modo che si conservino bene, è molto importante.

Indicazioni particolari per i pasti chetogenici

Se stai facendo una dieta cheto, probabilmente avrai bisogno praticamente di tutto ciò che ho citato lassù. Un pasto cheto non è particolarmente diverso dal tuo pasto medio, ma mi sento consigliarti due accessori che che sono particolarmente usati per preparare dei pasti a basso contenuto di carboidrati.

Il primo è lo spiralizzatore. Ci sono di varie forme e di vari tipi, ti sarà molto utile per le verdure e talvolta anche per la frutta.

Il secondo accessorio è la friggitrice ad aria. Questi apparecchi sono attrezzi geniali, ti permettono di friggere con il calore dell'aria anziché con quello dell'olio come avviene con le classiche friggitrici. Non ci crederai, ma ci puoi cucinare di tutto. Non a caso il terzo libro della mia collezione è dedicato alle ricette che puoi preparare con la tua friggitrice ad aria. Non perdertelo!

A meno che non esca un nuovo articolo da cucina domani, questo è tutto ciò che hai bisogno per cucinare alla grande! Adesso ti chiederai: "Bene, ho tutto, cosa cuciniamo?" Cominciamo.

6.
TABELLE DI CONVERSIONE

Conversioni di volume: normalmente utilizzate solo per liquidi	
Quantità consueta	Equivalente metrico
1 cucchiaino (tsp)	5 ml
1 cucchiaio (tbps) *o* 1/2 oncia liquida	15 ml
1 oncia liquida *o* 1/8 tazza	30 ml
1/4 tazza *o* 2 once liquide	60 ml
1/3 tazza	80 ml
1/2 tazza *o* 4 once liquide	120 ml

2/3 tazza	160 ml
3/4 tazza *o* 6 once liquide	180 ml
1 tazza *o* 8 once liquide *o* mezza pinta	240 ml
1 1/2 tazze *o* 12 once liquide	350 ml
2 tazze *o* 1 pinta *o* 16 once liquide	475 ml
3 tazze *o* 1 1/2 pinte	700 ml
4 tazze *o* 2 pinte *o* 1 quarto di gallone	950 ml

Conversione di peso	
Quantità consueta	Equivalente metrico
1 oncia (oz)	28g
4 once *o* 1/4 libbra	113g

1/3 libbra	150g
8 once *o* 1/2 libbra	230g
2/3 libbra	300g
12 once *o* 3/4 libbra	340g
1 libbra *o* 16 once	450g
2 libbre	900g

***1 tbsp = 1 cucchiaio**

Pesi di ingredienti comuni in grammi							
Ingrediente	1 tazza	3/4 tazza	2/3 tazza	1/2 tazza	1/3 tazza	1/4 tazza	2 tbsp*
Farina per tutti gli usi (grano)	120g	90g	80g	60g	40g	30g	15g
Farina, ben setacciata per tutti gli usi (grano)	110g	80g	70g	55g	35g	27g	13g

Zucchero granulato di canna	200g	150g	130g	100g	65g	50g	25g
Zucchero a velo (canna)	100g	75g	70g	50g	35g	25g	13g
Zucchero di canna confezionato	180g	135g	120g	90g	60g	45g	23g
Farina di mais	160g	120g	100g	80g	50g	40g	20g
Amido di mais	120g	90g	80g	60g	40g	30g	15g
Avena cruda	90g	65g	60g	45g	30g	22g	11g
Sale da cucina	300g	230g	200g	150g	100g	75g	40g
Burro	240g	180g	160g	120g	80g	60g	30g
Grasso vegetale	190g	140g	125g	95g	65g	48g	24g
Frutta e verdura tritate	150g	110g	100g	75g	50g	40g	20g

Frutta secca, tritata	150g	110g	100g	75g	50g	40g	20g
Frutta secca macinata	120g	90g	80g	60g	40g	30g	15g
Pangrattato fresco	60g	45g	40g	30g	20g	15g	8g
Pangrattato asciutto	150g	110g	100g	75g	50g	40g	20g
Parmigiano grattato	90g	65g	60g	45g	30g	22g	11g

Conversioni di lunghezza	
Quantità consueta	Equivalente metrico
1/8 pollice	3 mm
1/4 pollice	6 mm
1/2 pollice	13 mm

3/4 pollice	19 mm
1 pollice	2.5 cm
2 pollici	5 cm
3 pollici	7.6 cm
4 pollici	10 cm
5 pollici	13 cm
6 pollici	15 cm
7 pollici	18 cm
8 pollici	20 cm
9 pollici	23 cm
10 pollici	25 cm
11 pollici	28 cm
12 pollici *o* 1 piede	30 cm

Temperatura	
°F	°C
212	100

7.
COLAZIONE

Nel momento in cui mi è venuto in mente di includere delle ricette in questo libro, ho capito che sarebbe stato difficile. Pensi che sia perché non ce n'è, no, è perché sono così tante che scegliere è davvero difficile. Di seguito, troverai le mie ricette preferite e quelle di mia mamma.

Uova alla Greca

Può essere servito immediatamente o conservato in frigorifero per 4-5 giorni.

Ingredienti:

¼ *di tazza di pomodori secchi; ½ tazza di formaggio feta; ½ cucchiaino di origano; 1 tazza di cavolo nero tritato; 12 uova*

Direzioni

- Assicurati che il tuo forno sia preriscaldato a 176°C (350°F)

- Con la pellicola, rivestire una teglia e con lo spray antiaderente, spruzzare bene.

- Sbatti le uova e poi aggiungi l'origano, il formaggio feta, i pomodori e il cavolo nero.

- Nel foglio, versare il composto di uova. Quindi, cuoci la miscela per 25 minuti.

- Lascialo raffreddare e affettare.

Informazioni nutrizionali per porzione:

Calorie 175; Grassi totali: 11g; Proteine: 11g; Carboidrati: 5g; Fibre: 9g;

Uova Strapazzate alla Curcuma

Può essere refrigerato per un massimo di 5 giorni.

Ingredienti:

½ cucchiaino di prezzemolo secco; 1 tazza di broccoli al vapore; 2 cucchiai di latte di cocco; 2 cucchiaini di curcuma essiccata; 4 uova; 8 salsicce precotte

Direzioni

- Con lo spray antiaderente, ungere una padella e posizionarla a fuoco medio.
- Sbatti la curcuma, il prezzemolo, il latte e le uova insieme con un pizzico di pepe e sale.
- Nella padella, versare lentamente il composto di uova. Quindi cuocere bene per 2-3 minuti,

mescolando continuamente il composto per rompere le uova.

- Capovolgi le uova e cuoci per un altro paio di minuti fino a raggiungere la consistenza desiderata.

- Aggiungi le uova in due contenitori per il meal prep e aggiungi le verdure e la salsiccia ai contenitori.

Informazioni nutrizionali per porzione:

Calorie 216; Grassi totali: 18g; Proteine: 29g; Carboidrati: 6g; Fibre: 11g;

Manzo Piccante Tenero con Cetriolo

Una piatto meno popolare, ma altrettanto povera di carboidrati. Se tutto ciò che serve è semplicemente inserire qualcosa, qualcosa in bocca perché è troppo tardi per iniziare a considerare le opzioni, è proprio quello che ti serve. Ci vogliono 9 minuti di preparazione e non più di 23 minuti per cucinarlo. Supponiamo che tu stia preparando quattro porzioni;

Ingredienti:

2 cucchiaini di scalogno affettato; Mezzo chilo di costata di manzo; 2 cucchiai di olio extra vergine di oliva; 1 tazza di cetriolo tritato; 2 cucchiaini di aglio tritato; 2 cucchiai di peperoncino rosso frantumato; 1 tazza di acqua

Direzioni

- Devi tagliare il rib eye a fette (l'occhio costale o ribeye è una bistecca di manzo dalla sezione costola) e poi metterlo da qualche parte per un po'
- Dopo averli posizionati da qualche parte, scalda leggermente una padella e versaci sopra dell'olio extra vergine di oliva
- Versa l'aglio tritato, il soffritto e lo scalogno a

fette nella padella e inizia a mescolare fino a quando diventano dorati e l'odore è ovunque

- Quindi aggiungi il manzo tritato e mescola fino a quando sembra morbido e tenero

- Versa dell'acqua sulla nuova miscela e attendi che bolle

- Quindi, abbassare il fuoco e cuocere fino a quando l'acqua non sarà completamente assorbita dal manzo

- Ora, il peperoncino rosso e il cetriolo tritato al composto e cuoci fino a quando diventa tenero

- Successivamente, è possibile rimuovere le carni cotte e servire o conservare

Informazioni nutrizionali per porzione:

Calorie 386; Grassi totali: 32.1g (Grassi saturi: 11g); Proteine: 20.7g; Carboidrati: 3.7g; Zuccheri: 1.6g; Fibre: 0.5g;

75% Grassi, 22% Proteine e 3% Carboidrati

Granola Salutare per la Colazione

Questo e' l'accordo della mattina presto per tuo figlio con la dieta chetogenica. Tuo figlio è in una folle corsa per andare a scuola e ti sei svegliata molto tardi, oppure semplicemente vuoi aggiungere una dieta leggera alla vostra colazione. Questo è esattamente ciò che può soddisfare le vostre esigenze. È tutto fatto in non più di 15 minuti. Diciamo che si sta preparando per cinque portate, questo è ciò di cui avrete bisogno;

Ingredienti :

1 tazza di noci, a dadini; 4 pacchetti di Splenda; 2 cucchiai di olio di cocco, fuso; 1 tazza di scaglie di cocco senza zucchero; 2 cucchiaini di cannella

Direzioni

- Accendi il forno e scalda fino a circa 190°C (374°F)

- Prendi una ciotola e mescola tutti i tuoi ingredienti, mescolali dentro e fuori.

- Distribuire il composto su una teglia e cuocere in forno che dovrebbe essere molto caldo allora.

- La cottura non deve superare i 10 minuti.

- Dopo questo, la tua colazione è pronta.

Informazioni nutrizionali per porzione:

Calorie 458; Grassi: 42.5g; Proteine: 11.7g; Carboidrati: 13.7g; Zuccheri 2,7g

Insalata di Pollo e Avocado

Una dieta eccitante da consumare immediatamente. Ci vogliono circa 11 minuti per prepararla e non più di 30 minuti per cucinarla. Sono circa 45 minuti. Ora supponiamo che tu stia preparando quattro porzioni;

Ingredienti:

Mezzo chilo di cosce di pollo disossate; 3 cucchiai di olio extra vergine di oliva; ½ tazza di latte di mandorle; ¼ di tazza di cipolla a dadini; 2 cucchiai di succo di limone; 1 cucchiaino di origano; 1 avocado maturo; 2 cucchiai di sedano tritato; 2 cucchiai di coriandolo; ¼ di cucchiaino di pepe

Direzioni

- Mescola l'origano e il latte di mandorla prima di ogni altra cosa.

- Tritare le cosce di pollo disossate e unirlo con il composto ottenuto dal latte di mandorle.

- Lascialo riposare per circa 10 minuti e riscalda un forno a circa 132°C (270°F), quindi stendi la teglia.

- Distribuire il pollo sul vassoio e cuocere.

- Taglia prima l'avocado a metà, sbuccialo e rimuovi il seme. Quindi tagliali a cubetti mentre aspetti che il pollo cuocia.

- Metti i cubetti in una ciotola e cospargi di succo di limone o olio extra vergine.

- Ora dovresti aggiungere il sedano, coriandolo, cipolla e pepe nella ciotola dell'insalata, quindi mescolare per unire.

- Una volta che il pollo è pronto, rimuovilo dal forno e trasferiscilo in un piatto da portata, aggiungi il pollo con insalata di avocado e servi.

Informazioni nutrizionali per porzione:

Calorie 448; Grassi totali: 40.3g (Grassi saturi: 13.7g); Proteine: 16.9g; Carboidrati: 7.3g; Fibre: 4.5g; Zuccheri 1,8g

Grassi 81%, Proteine 16% e Carboidrati 3%

Satay di Pollo alla Griglia con Salsa Piccante di Anacardi

Questa è un'altra dieta che soddisfa solo la tua colazione urgente. Idealmente preparato, è un piatto che puoi facilmente prendere dal frigorifero mentre corri al lavoro. Ci vogliono circa 4 minuti di preparazione e non più di 20 minuti per cucinarlo. Supponiamo che tu stia preparando 8 porzioni. Quindi, avrai bisogno di:

Ingredienti:

¼ di tazza d'acqua, 900 grammi di cosce di pollo disossate; ½ cucchiaino di pepe; 1 foglia di lime kaffir; 1 cucchiaino di aglio tritato, ¼ tazza di anacardi tostati; 3 cucchiai di olio extra vergine di oliva; 2 cucchiai di peperoncino rosso frantumato; 2 cucchiai di aminos di cocco (Un prodotto a base di linfa di cocco, cioè lo zucchero prodotto dal taglio della palma da cocco e sale marino)

Direzioni

- Inizia tagliando le cosce di pollo a cubetti più piccoli
- Poi speziali con il pepe

- Aggiungi il peperoncino e l'aglio tritato a un frullatore dove aggiungi anche anacardi tostati

- Aggiungi questa miscela di anacardi in una casseruola e includi la foglia di lime kaffir

- Aspetta che bolle prima di raccogliere la salsa di anacardi e aggiungere l'aminos di cocco

- Quindi il pollo deve essere grigliato, quindi preriscalda un grill, fai degli spiedini con i cubetti di pollo e immergili nell'olio extra vergine di oliva. Poi metti gli spiedini sul grill

- Continua a cambiare i lati del pollo fino a quando il suo colore cambia e sei sicuro che sia fatto. Conserva o mangiali subito

Informazioni nutrizionali per porzione:

Calorie 451; Grassi totali: 33.2g (Grassi saturi: 8.8g); Proteine: 32.1g; Carboidrati: 5g; Fibre: 0.7g; Zuccheri 1,7g

Grassi 73%, Proteine 23% e Carboidrati 4%

Eccoti qua! Ho messo una verità di cibi molto diversa tra loro che puoi mangiare a colazione. Volevo mettere anche dei golosi muffin o biscotti, ma li avevo inseriti già nel mio primo volume di questa serie dedicata alla dieta chetogenica "PANE CHETOGENICO". Spero che proverai tutte queste ricette perché sono davvero molto sfiziose, e poi fa bene variare la propria alimentazione e sperimentare nuovi piatti. Ma adesso è arrivato il momento del pranzo.

8.
PRANZO

Cosa devi mangiare a pranzo? Il pranzo è sempre un momento importante, che sia nei giorni di festa oppure durante i giorni lavorativi. La maggior parte delle persone trascorre il pranzo al lavoro, quindi è praticamente impossibile cucinare il proprio pranzo a lavoro. Ma il problema si risolve facilmente grazie al meal prep. Quindi, cosa puoi preparare che può darti una spinta straordinaria per affrontare il resto della giornata? Sai, la pausa pranzo è un momento per rilassarsi dalla prima parte del trambusto della giornata, ma è anche una occasione per farti tornare il buon umore e mangiare qualcosa che ti da quel piacevole "hmmm".

Questo è il modo migliore per tornare a lavorare con una nuova energia e affrontare i problemi in un modo nuovo.

Così? Quali sono le ricette che suggerisco di aggiungere alla tua preparazione dei pasti per una settimana fantastica?

Maiale con le Olive

Se sei tra coloro che amano i pranzi sugosi, questa è la tua passione. Ci vogliono circa 40 minuti circa. Bene, supponiamo che stavolta stai preparando sei porzioni, probabilmente ne avrai bisogno;

Ingredienti:

6 braciole di maiale, disossate e tagliate a fette spesse; ¼ tazza di brodo di manzo; 1/8 cucchiaino di cannella in polvere; 2 spicchi d'aglio, tritati; ½ tazza di olive, denocciolate e affettate; 220 grammi di Ragù; 1 cucchiaio di olio d'oliva; 2 cucchiai di coriandolo; ¼ di cucchiaino di pepe; 1 cipolla grande, affettata.

Direzioni

- Fai scaldare l'olio d'oliva in una padella, rendilo molto caldo

- Metti le braciole di maiale in una padella e cuoci fino a quando non si vede che è cotto diventando marrone chiaro

- Quindi dovresti far cuocere la cipolla e l'aglio in un'altra padella, aggiungere il brodo e spegnere il fuoco quando la cipolla si ammorbidisce

- Aggiungi il maiale e altri condimenti nella stessa padella ora

- Aggiungi il ragù prima di mescolare per alcuni minuti e copri per circa 20 minuti

- Conservare o mangiare

Informazioni nutrizionali per porzione:

Calorie 321; Grassi: 23.5g; Proteine: 19g; Carboidrati: 7.2g; Fibre: 4.7g; Zuccheri 1,7g; Colesterolo 69 mg

Insalata Di Verdure Con Halloumi Alla Griglia

Ecco la dieta perfetta per i vegetariani in particolare. Abbastanza veloce, non passi più di 10 minuti a prepararlo. Supponiamo che stai preparando 4 porzioni; probabilmente avrai bisogno;

Ingredienti:

28 grammi di noci tritate; 2 manciata di rucola; Sale; aceto balsamico; 2 cetrioli persiani, tagliati in cerchi spessi circa mezzo pollice; 85 grammi di formaggio halloumi; 5 pomodori d'uva (simile ai pomodorini), tagliati a metà; olio d'oliva

Direzioni

- Taglia il formaggio in tre e griglialo fino a quando non vedi tracce di griglia su di essi.
- Prendi un'insalatiera e mescola rucola, cetriolo e pomodori.

- Cospargere con olio d'oliva e aceto balsamico e condire con sale e mescolare bene.

- Cospargete le noci e aggiungete il halloumi grigliato al composto.

- Il tuo pranzo è pronto

Informazioni nutrizionali per porzione:

Calorie 560; Grassi 47g; Proteine 21g; Carboidrati 9g; Zuccheri 2g

Cavolfiore Arrosto al Curry

Sei abbastanza fortunata da rubare 55 minuti dal lavoro per correre a casa a pranzo? Ecco il pranzo perfetto per te. La pianificazione e la cottura richiedono circa 50 minuti. Supponiamo che questa volta tu stia preparando solo 6 porzioni. Quindi, avrai bisogno di:

Ingredienti:

1 lime; ½ cucchiaino di pepe nero; 1 cucchiaino di peperoncino di Cayenna; 1 testa media di cavolfiore; 1 cucchiaino di sale marino; 1 cucchiaino di paprika affumicata; 2 cucchiai di curry giallo in polvere; 2 cucchiaini di scorza di lime; ½ tazza di pinoli

Ingredienti per il topping: *1 spicchio d'aglio; ¼ di tazza di pomodori, essiccati al sole; 1 cucchiaino di coriandolo; ¼ di tazza di olio d'oliva; 2 cucchiai di formaggio feta*

Direzioni

- Dovrai stendere una teglia con carta pergamena. Inoltre, riscalda il forno fino a circa 190°C (375°F) prima di utilizzarlo

- Prendi una ciotola e mescola rigorosamente paprika, lime, curry, pepe nero, scorza, yogurt e sale marino

- Versa il composto sul cavolfiore

- Metti il tuo cavolfiore su una teglia e mettilo nel forno. Devi lasciarlo cuocere fino a quando non diventa marrone chiaro o dorato

- Mescola gli ingredienti per il topping (tranne il formaggio) e processali con un robot da cucina mentre il cavolfiore cuoce

- Dopo che è stato elaborato, trasferisci il composto in una ciotola e mescola con il tuo formaggio feta

- Togli il cavolfiore e lascialo raffreddare per un po' fuori dal forno

- Una volta che è freddo, puoi aggiungere il topping al cavolfiore

Informazioni nutrizionali per porzione:

Calorie 348; Grassi: 30g; Proteine: 15g; Carboidrati: 13g; Zuccheri 3g

Mozzarella con Palle di Broccoli

Avrai quella giornata piena fino al collo e temi di non poter dedicare più di 10-15 minuti per la tua cena? Questo è solo per te L'impostazione non richiede più di 5 minuti.

Ingredienti:

Sale e pepe a piacere; ¾ tazza di farina di mandorle; 110 grammi di broccoli freschi; 2 uova grandi; 7 cucchiai di farina di semi di lino; 2 cucchiaini di lievito in polvere; 110 grammi di mozzarella

Ingredienti necessari per la salsa: *¼ di tazza di maionese; ½ cucchiaio di succo di limone; ¼ di tazza di aneto fresco tritato; Sale e pepe, quanto desideri.*

Direzioni

- Dovresti iniziare tagliando i broccoli. Ovviamente non da solo, usa un robot da cucina e mettili in una ciotola

- Ora dovresti mescolare correttamente la farina di mandorle, un quarto di farina di semi di lino e il formaggio, quindi speziarla con sale e pepe

- Aggiungere le uova e mescolare accuratamente, quindi arrotolare il composto a forma di palline

- Dovresti accendere una friggitrice e cuocere le palline a circa 187°C (370°F) fino a quando diventano dorate

- Quindi rimuoverli delicatamente e posizionarli su un piatto foderato di carta assorbente

- I tuoi broccoli sono pronti; tutto quello che devi fare è mescolare gli ingredienti della salsa e mettere il tutto sopra i broccoli

- Quindi, servire la mozzarella e le palle di broccoli

Informazioni nutrizionali per porzione:

Calorie 312; Grassi: 23.2g; Proteine: 18.4g; Carboidrati: 9.6g; Zuccheri 2g

Pollo a Pezzettini

Può essere utilizzato in una grande varietà di ricette per la preparazione dei pasti! Può essere congelato per 3 mesi e refrigerato per 3 giorni.

Ingredienti:

½ cucchiaino di grani di pepe neri; 2 foglie di alloro; 2 spicchi d'aglio divisi in due; 900 grammi di brodo di pollo (preferibilmente ridotto di sodio); 2 chili di cosce di pollo; 4 gambi di prezzemolo; 4 rametti di timo

Direzioni

- Metti il pollo nella tua pentola a cottura lenta

- In una garza a doppio strato, posiziona i grani di pepe, l'aglio, le foglie di alloro, i gambi del prezzemolo e i rametti di timo. Lega la garza e aggiungi il bouquet pieno alla pentola a cottura lenta

- Versa il brodo nella pentola a cottura lenta sopra il pollo e le erbe avvolte

- Coprili e mettili a cuocere a fuoco basso per 7-

8 ore

- Scartare il mazzo

- Metti il pollo in una ciotola e lascia i liquidi di cottura nel fornello

- Una volta che un po' di pollo si è raffreddato, togli le ossa dalla carne. Usa due forchette per sminuzzare il pollo, aggiungendo liquidi di cottura riservati mentre trucioli per mantenere umida la carne

- Filtrare i liquidi rimanenti e, se lo si desidera, utilizzare per il prossimo brodo

Informazioni nutrizionali per porzione:

Calorie 115; Grassi 4g; Proteine 19g; Carboidrati 0g; Zuccheri 0g

Verdure Arrostite in Teglia

Può essere refrigerato per un massimo di 7 giorni.

Ingredienti:

1 cucchiaio di aceto balsamico; ¼ cucchiaino di pepe; 1 cipolla rossa tritata; 1 cucchiaino di sale grosso; 2 peperoni rossi tritati; 2 cucchiaini di Italian seasoning (Italian seasoning, tradotto "condimento italiano" è una miscela di erbe macinate utilizzate fuori dall'Italia per aromatizzare molti piatti italiani. Gli ingredienti principali sono basilico, origano, rosmarino e timo; 3 cucchiai di olio d'oliva, extra vergine; 3 tazze di zucca butternut a cubetti; 4 tazze di cimette di broccoli

Direzioni

- Assicurati che il tuo forno sia preriscaldato a 218°C (425°F)

- Distribuisci su una teglia la zucca a cubetti con un cucchiaio di olio. Arrostire per 10 minuti.

- Prepara un'altra teglia con, la cipolla, i peperoni e i broccoli, il pepe, il sale e il condimento italiano

- Aggiungi la zucca arrostita alle verdure. Per

una migliore cottura puoi distribuire il tutto su due teglie da forno.

- Arrostire per 17-20 minuti, assicurandosi di mescolare circa 1-2 volte durante il processo di cottura. Le verdure dovrebbero essere tenere e rosolate

- Condire con aceto se ti piace

Informazioni nutrizionali per porzione:

Calorie 97; Grassi: 6g; Proteine: 2g; Carboidrati: 11g; Zuccheri 4g

Come ho avvertito, questi sono semplici campioni, alcuni noti, altri relativamente sconosciuti. Non esiste una regola al mondo che dice che devi fare i passi che ho elencato o mescolare quelle cose. All'inizio attieniti alle ricette, poi potrai provare qualche variante a tuo piacimento. Dopo il pranzo, vediamo quali snack gustosi puoi prepararti.

9.
SNACK

Poco prima di parlare della cena, immagino che dovremmo menzionare alcuni snack con cui puoi tenerti occupata al lavoro. È normale sentirsi affamati subito dopo colazione o lontano dal pranzo. Se non c'è una speranza di una cena presto, dovresti non puoi restare con la fame. Non lo faccio personalmente. E non credo sia una buona idea, tranne se probabilmente sei a digiuno intermittente. Quindi che si fa? Fai uno spuntino. Questa volta, non con quelle cose orribili che tutti voi chiamate snack, quelle possono sporcare la vostra intera dieta. Ora sei un essere raffinato, che mangia cose raffinate. La colazione, il pranzo e la cena non sono le uniche cose da raffinare, il dessert e gli snack sono inclusi. Quali sono le ricette semplici che puoi gustare?

Tortino Di Zucchine

Questo è un tipo di merenda che richiederà del tempo per essere preparata. Ma ne vale la pena. Puoi prepararlo per così tanto tempo che puoi averne un po' anche dopo settimane. Ci vogliono circa 1 ora e 10 minuti. Questo è ciò che leggerai se stai preparando solo 3 servizi.

Ingredienti:

1 chilo di zucchine; mezzo chilo di formaggio; 5 uova; 85 grammi di burro; 85 grammi di semolino

Direzioni

- Lava le zucchine e tagliale a pezzi
- Metti le zucchine in una ciotola e aggiungi un po' di sale
- Mescola grana, formaggio e uova in una ciotola e poi aggiungi le zucchine

- Aggiungi del burro in una casseruola e lascialo sciogliere.

- Cuocere la miscela per circa 40 minuti, una volta che hai finito, sei a posto!

Informazioni nutrizionali per porzione:

Calorie 162; Grassi: 31g; Proteine: 22g; Carboidrati: 7g

Curd di More

Conservare in frigorifero per 7 giorni e congelare per un massimo di 3 mesi.

Ingredienti:

2 cucchiai di succo di limone; 1 tazza di zucchero; 340 grammi di more fresche; 2 tuorli d'uovo; 2 cucchiai di burro

Direzioni

- Versa il succo di limone, lo zucchero e le more in una pentola istantanea. Chiudi il coperchio. Premere ALTA PRESSIONE per cuocere per un minuto.

- Per 5 minuti, eseguire il rilascio di pressione naturale. Quindi rilasciare rapidamente qualsiasi pressione residua.

- Frullare le more e rimuovere i semi nel miglior modo possibile.

- Sbattere i tuorli d'uovo e quindi aggiungerli alla purea di more calda. Versalo nella pentola istantanea.

- Premi SAUTÉ e porta a ebollizione. Mescolare frequentemente. Spegni la pentola istantanea e aggiungi il burro.

- Versare nel contenitore e lasciare raffreddare. Raffreddare in frigorifero fino al momento del consumo!

Informazioni nutrizionali per porzione:

Calorie 91; Grassi: 0g; Proteine: 1g; Carboidrati: 2g; Sodio 11mg

Morsi di Cocco al Cioccolato

Congelare fino a 60 giorni.

Ingredienti:

½ tazza di noci pecan; 1 cucchiaio di polvere di cacao; ½ tazza di scaglie di cocco, senza zucchero; 1 cucchiaio di latte di mandorle; 1 cucchiaio di semi di chia; 1 cucchiaio di peptidi di collagene; 1 cucchiaio di olio di cocco liquido; 2 cucchiai di semi di canapa; 8 datteri snocciolati

Scaglie di cocco extra (opzionale)

Direzioni

- Frullare tutti i componenti della ricetta in un robot da cucina fino a quando non saranno ben incorporati.

- Arrotolare il composto in palline da 1 pollice. Rotolare nel cocco in scaglie se lo desideri.

Informazioni nutrizionali per porzione:

Calorie 71; Grassi: 16g; Proteine: 7g; Carboidrati: 21g; Sodio 196mg

Frittelle Piccanti di Tonno, Porro e Carota

Molto ricco di grassi, questo è proprio il tipo di merenda che vuoi servire ai tuoi noiosi visitatori. Diventerebbero vivaci e inizierebbero a parlare del gusto e ti chiederanno eccitati la ricetta. Il fatto che tu non debba andare in giro per la tua cucina a giocherellare con il telefono, sederti, stare in piedi e fare la supervisione è un motivo speciale che mi fa amare questa ricetta. Occorrono circa 16 minuti per la preparazione, l'intera cottura viene eseguita in 6 minuti. Supponiamo che stai preparando quattro servizi, avrai bisogno di quanto segue;

Ingredienti:

450 grammi di filetto di tonno; 2 cucchiaini di aglio tritato; ½ tazza di porro tritato; 2 cucchiaini di peperoncino rosso frantumato; ¼ di tazza di carote grattugiate; 2 uova; ½ tazza di olio extra vergine di oliva, per friggere

Direzioni

- Devi tagliare i filetti di tonno a cubetti e trasferirli in un robot da cucina.

- Mescolare le uova con con aglio e peperoncino e aggiungere il tutto insieme al tonno nel robot da cucina.

- Aggiungi il porro tritato e la carota grattugiata al composto e mescola.

- Utilizza questo composto modellarlo in forme di frittella.

- Versa l'olio d'oliva in una padella che hai riscaldato e attendi che l'olio sia caldo prima di aggiungere il composto.

- Quindi aggiungilo e friggi per circa tre minuti.

- Dopo tre minuti, prova a rimuoverli e fai uscire l'olio extra che potrebbe essersi accumulato

- Metti le frittelle sopra una carta per fritti per non trattenere l'unto e non farlo attaccare

Informazioni nutrizionali per porzione:

Calorie 351; Grassi totali: 35.2g (Grassi saturi: 4.3g); Proteine: 8.4g; Carboidrati: 2.6g; Fibre: 0.4; Zuccheri 1g

Grassi 90%, Proteine 7% e Carboidrati 3%

10.
CENA

Ad essere sinceri, le ricette per la cena sono un po' diverse da quelle per il resto del giorno. La differenza principale è che sono più apprezzate e sono più leggere rispetto agli altri pasti. Se fai un apericena tra amici, ti consiglio di preparare i **Keto Cuban Sliders** che richiedono circa 25 minuti.

Richiedono 2 cucchiai di cipolla bianca tritata, dei dinner rolls chetogenici (I dinner rolls sono dei piccoli panini americani, poco calorici) 225 grammi di maiale stirato, 250 grammi di formaggio svizzero, 250 grammi di prosciutto crudo non salato, 6 cucchiai di burro non salato, 2 cucchiai di senape gialla, 2 sottaceti grandi, affettati.

Prepara il tuo pane, quindi affetta gli involtini con formaggio, carne di maiale, cipolla, burro, senape gialla e sottaceti. Aggiungi questo alla metà superiore del tuo pane che hai partizionato a due. Metti il tutto nel forno per circa dieci minuti e raccogli una cena pronta.

È molto importante tenere presente che la cena dovrebbe essere molto più leggera degli altri pasti, inoltre ricordati di mangiare di meno. Alcuni cibi sono meglio assunti a cena, alcuni di questi sono i seguenti;

Cosce Di Pollo alla Griglia con Rosmarino

Non dovresti dedicare molto più di 11 minuti di preparazione, e la cottura è fatta in 40 minuti. Supponiamo che stai preparando 4 porzioni, quindi, avrai bisogno di:

Ingredienti:

700 grammi di cosce di pollo; 3 cucchiai di aglio tritato; 1 cucchiaino e mezzo di timo; 3 cucchiai di olio extra vergine di oliva; 3 cucchiai di aceto balsamico; 2 cucchiaini di rosmarino tritato; ½ cucchiaino di pepe.

Direzioni

- Per prima cosa, dovresti aggiungere l'aceto balsamico con olio extra vergine di oliva

- Aggiungi i condimenti (aglio, timo, pepe e rosmarino)

- Utilizzare la miscela di spezie per strofinare le cosce di pollo e lasciare incollare tutto per circa 15 minuti

- Preriscaldare una griglia fino a quando il pollo è ben strofinato, quindi grigliarli tutti fino a quando diventano dorati

- Mentre lo fai, spennellate il pollo con la marinata una volta ogni tanto. Una volta che diventano dorati, saranno pronti da gustare o da conservare

Informazioni nutrizionali per porzione:

Calorie 456; Grassi totali: 36.2g (Grassi saturi: 9.1g); Proteine: 30.5g; Carboidrati: 2.9g; Fibre: 0.6; Zuccheri 0,1g

Grassi 70%, Proteine 28% e Carboidrati 2%

Crocchette di Spinaci e Salmone

Il bassissimo consumo di carboidrati di questo snack è un motivo per cui potresti volerlo prendere in considerazione. Ci vogliono circa 11 minuti per la preparazione e circa 20 minuti per cucinare. Supponiamo che lo stai facendo per quattro, quindi avrai bisogno di:

Ingredienti:

1 uovo; 1 tazza di spinaci tritati; 225 grammi di filetto di salmone; ½ cucchiaino di pepe; 3 cucchiaini

di aglio tritato; ½ tazza di olio extra vergine di oliva

Direzioni

- Scalda un piroscafo (pentola a pressione) per un paio di minuti, quindi aggiungi gli spinaci al vapore. Non rimuovere fino a quando non si appassiscono

- Prendi un robot da cucina e metti dentro il salmone, gli spinaci l'aglio e il pepe e trita tutto. Quindi aggiungere l'uovo e mescolare

- Prendi il composto, aggiungi l'uovo e mescola

- Ora cuoci di nuovo a vapore l'intera miscela per circa 10 minuti

- Quindi, estrarre il composto e formare delle palline

- Ora scalda la padella e versa l'olio extravergine di oliva. Lascia che si scaldi prima di mettere le palline

- Lasciale cuocere fino a quando non saranno dorate

- Metterle su una carta per fritti che assorbe l'olio in eccesso

Informazioni nutrizionali per porzione:

Calorie 445; Grassi totali: 37.8g (Grassi saturi: 6g); Proteine: 25.2g; Carboidrati: 5.6g; Fibre: 2.9; Zuccheri 0.6g

Grassi 76%, Proteine 22% e Carboidrati 2%

Frittata di Asparagi, Havarti e Aneto

Ci vogliono circa 20 minuti per l'intera ricetta. Supponiamo che stai preparando il tutto per 4 persone, avrai bisogno di:

Ingredienti:

6 uova ben sbattute; 1 cucchiaino di erba secca di

aneto o 2 cucchiaini di aneto fresco tritato; 110 grammi di formaggio Havarti tagliato a cubetti; 220 grammi di asparagi freschi; Pepe e sale; 1 gambo di cipolle verdi affettate per guarnire; 3 cucchiaini di olio d'oliva; ⅔ tazza di pomodorini a dadini

Direzioni

- La prima cosa da fare è soffriggere gli asparagi in una pentola

- Mescola con aneto e i pomodorini

- Lasciar cuocere per circa due minuti prima di aggiungere pepe, sale e le uova sbattute.

- Poi dopo 1 minuti aggiungi i cubetti di formaggio

- Cuoci a bassa temperatura e continua a cuocere fino a quando il formaggio si scioglie.

- Poco prima di spegnere aggiungi il gambo il cipolla affettato

- Pronta da mangiare o conservare in frigo

Informazioni nutrizionali per porzione:

Calorie 242; Grassi totali: 18.3g; Proteine: 16.0g; Carboidrati: 3.7g; Fibre: 2.9; Zuccheri 2.1g

Ciotola di Pollo al Cocco e Mango

Puoi conservarlo in frigorifero per 5 giorni.

Ingredienti:

¼ di tazza di cocco grattugiato; 1 avocado a fette; 2 tazze di riso integrale cotto; 4 petti di pollo (tagliati longitudinalmente a metà)

Marinata di mango: *1 cucchiaino di sale; 2 cucchiai di succo di lime; 1 cucchiaio di Sriracha (la salsa Sriracha è una salsa piccante originaria della Thailandia che è essenzialmente fatta con peperoncino rosso, aglio, aceto, zucchero e sale); 2 spicchi d'aglio tritati; 1 cucchiaio di miele; 2 cucchiai* *di olio d'oliva; 1 mango*

Salsa di mais: *¼ di tazza di coriandolo; 1 lattina di fagioli neri vuoti; ½ peperone a dadini; ¾ di cucchiaino di sale; 1 tazza e mezza di mais; 1 cipolla rossa a dadini; 1 cucchiaio di succo di lime*

Direzioni

- Assicurati che il tuo forno sia preriscaldato a 218°C (425°F)

- Cuocere il riso secondo le istruzioni sulla confezione

- In un frullatore, mescolare tutti gli ingredienti della marinata di mango insieme fino a combinarli

- Marinare il pollo con metà della miscela di mango per 10 minuti

- Mescola insieme gli ingredienti della salsa di mais

- Sulla teglia, posiziona il pollo e cuoci per 15-20 minuti fino a quando non diventa di colore dorato

- Affettare il pollo e metterlo in delle ciotole, insieme con salsa di mango aggiuntiva, salsa di mais, condita con cocco grattugiato e coriandolo. Metti l'avocado in cima

Informazioni nutrizionali per porzione:

Calorie 482; Grassi totali: 8g; Proteine: 34g; Carboidrati: 72g

Pollo al Garam Masala

Può essere refrigerato per un massimo di 7 giorni o congelato per 1 mese.

Ingredienti:

680 grammi di petti di pollo (tagliati in pezzi da 1 pollice, disossati, senza pelle); 1 tazza di riso integrale; 1 cipolla a dadini; ¼ di tazza di coriandolo;

1 cucchiaio di succo di limone; 1 cucchiaio di zenzero grattugiato; ⅓ di tazza di crema pesante; 2 cucchiai di pasta di pomodoro; 1 tazza di brodo di pollo, ridotto di sodio; 2 cucchiai di burro non salato; 2 cucchiaini di garam masala; 790 grammi di pomodori a dadini; 2 cucchiaini di peperoncino in polvere; 3 spicchi d'aglio tritati; 2 cucchiaini di curcuma

Direzioni

- Cuocere il riso in 2 tazze d'acqua seguendo le istruzioni sulla confezione

- In una padella, sciogli il burro. Aggiungi la cipolla e il pollo con il sale e pepe

- Cuoci per 4-5 minuti fino a quando non diventa dorato

- Mescolare la curcuma, il peperoncino in polvere, il garam masala, lo zenzero e i pomodori, cuocendo per 1 o 2 minuti mentre si combina

- Versare il brodo di pollo e i pomodori. Portare

a ebollizione il composto

- Diminuire il calore. Poi, per 10 minuti, lasciate cuocere a fuoco lento, mescolando di tanto in tanto.

- Mescolare la crema pesante con il succo di limone, riscaldando per 1 minuto

- Versare il riso e il pollo nelle ciotole per il meal prep e guarnire con il coriandolo

Informazioni nutrizionali per porzione:

Calorie 215; Grassi totali: 9g; Proteine: 21g; Carboidrati: 17g; Fibre: 2.9; Zuccheri 2g

11.

DESSERT

Chi dice che colazione, pranzo, merenda e cena sono gli unici pasti da fare? Visto che stai facendo dei grandi sforzi per cominciare questo percorso, devi essere premiata. Non c'è niente di meglio di un bel dessert. Naturalmente ricordati che sei in cheto, quindi consumerai solo dessert chetogenici.

Ora, quali sono i dessert cheto disponibili? Ce ne sono molti, ma consiglio di avere dei preferiti che usi regolarmente. Questo per rendere la preparazione dei pasti molto più semplice, per risparmiare sui costi e per evitare di perdere altro tempo in dessert dopo aver speso abbastanza tempo per la preparazione dei pasti principali.

Per questo, ne citerò solo quattro qui e ti insegnerò come prepararli così bene che non avrai problemi a tirarli fuori ogni volta che avrai bisogno di un dessert.

Marmellata di Ciliegie fatta in casa

Questo richiede circa 30 minuti di preparazione. Supponiamo che stai preparando 6 porzioni, questo è tutto ciò che serve:

Ingredienti:

2 tazze di ciliegie surgelate; Stevia a piacere; 3 cucchiai di semi di chia; barattoli sterilizzati con chiusura ermetica

Direzioni

- Devi cuocere le ciliegie per circa 15 minuti a fuoco basso.
- Pressa e mescola il tutto con un mestolo di legno
- Aggiungi i semi di chia a fine cottura
- Fai bollire una pentola d'acqua e immergi

completamente i vasetti vuoti ed i tappi per almeno 20 minuti in modo da sterilizzarli bene

- Prendi il barattolo mentre sta bollendo e versaci la marmellata calda, lasciando meno di 2 centimetri di spazio libero dal coperchio

Per non far entrare l'aria nei barattoli è necessario prima sterilizzare e poi chiudere i barattoli ermeticamente. Questo impedirà la proliferazione di batteri.

La marmellata una volta aperta dovrà essere tenuta in frigo e consumata entro dieci giorni massimo. Consiglio di conservare i vasetti al buio

Informazioni nutrizionali per porzione:

Calorie 183; Grassi totali: 31; Proteine: 22g; Carboidrati: 9g;

Biscotti al Cioccolato

Di solito sono necessari circa 25 minuti per farli. Per preparare 6 porzioni avrai bisogno di:

Ingredienti:

½ tazza di olio di cocco; ½ tazza di cacao in polvere; 2 uova; ½ tazza di farina di cocco; Stevia

Direzioni

- Prendi una pentola e sciogli l'olio di cocco con il cacao
- Prendi le uova e separa il tuorlo dall'albume
- Monta gli albumi e aggiungi un pizzico di sale
- Adesso mescola l'olio di cocco con il cacao al tuorlo e agli albumi montati
- Ora dovresti includere farina di cocco e stevia
- Usa la nuova miscela per formare i biscotti e infornare per 15 minuti
- Puoi consumarli subito o conservarli in frigo

per una settimana

Informazioni nutrizionali per porzione:

Calorie 132; Grassi: 24; Proteine: 12g; Carboidrati: 4g;

Palline di Energia all'Avena

Congelare per un massimo di 1 mese.

Ingredienti:

½ tazza di burro di mandorle; ¼ tazza di semi di lino macinati; 1 tazza di avena, arrotolata; ⅓ di tazza di miele, crudo; ½ tazza di gocce di cioccolato

Direzioni

- Mescolare tutti i componenti della ricetta insieme

- Stendi le palline di un cucchiaino su un vassoio rivestito con la carta pergamena

- Congela le palle per 1 ora

Informazioni nutrizionali per porzione:

Calorie 71; Grassi totali: 16g; Proteine: 7g; Carboidrati: 21g; Fibre: 0.4; Zuccheri 1g; Sodio 196mg

Barrette di Cocco alla Cannella

Può essere congelato per un massimo di 3 mesi

Ingredienti:

1/2 tazza di crema di cocco; 1/8 cucchiaino di cannella

Prima glassa: *1 cucchiaio di burro di mandorle; 1 cucchiaio di olio di cocco extravergine*

Seconda glassa: *1/2 cucchiaino di cannella; 1 cucchiaio di olio di cocco extra vergine o burro di mandorle*

Direzioni

- Con della carta da forno fodera una mini teglia o una teglia.

- Usando le mani pulite, unisci la crema di cocco alla cannella. Poi stendila su un piatto.

- In una ciotola separata, mescolare insieme burro di mandorle e olio di cocco. Quindi distribuire il composto sulla crema di cocco.

- Mettere nel congelatore per 5-10 minuti.

- In un'altra ciotola, sbatti insieme gli ingredienti della seconda glassa fino a quando non vengono combinati. Cospargi la glassa sopra le barre e lasciale congelare di nuovo per 10-20 minuti.

- Taglia in barrette e divertiti!

> **Informazioni nutrizionali per porzione:**
>
> Calorie 102; Grassi totali: 15g; Proteine: 2g; Carboidrati: 2g;

Vuoi ottenere di più dai tuoi dessert? Potresti usare tutti gli ingredienti che hai visto in queste quattro ricette e divertirti a fare altre combinazioni e nuove ricette. Non c'è niente di più divertente che sperimentare qualcosa di nuovo con la tua famiglia. Se poi è anche buono, cosa vuoi di più dalla vita?

CONCLUSIONI

Sto cominciando a darmi qualche speranza sul fatto che i miei clienti potrebbero trovare molto più divertente e più facile usare la dieta chetogenica ora che hanno un libro utile che può dire loro come iniziare al meglio la loro dieta..

Ricordo di aver menzionato alcuni suggerimenti che non attraversano la mente della maggior parte delle persone, ma possono aiutarti a risparmiare un sacco di tempo e denaro durante la preparazione dei pasti. Ti ho dato quella solida lista di quelle cose che puoi mangiare e di quelle che non dovresti più osare. Ho citato gli utensili da cucina che devi avere per preparare i tuoi pasti chetogenici. Ora abbiamo parlato di alcune ricette che potresti usare per colazione, pranzo, cena, snack e persino dessert. C'è qualcos'altro che vuoi sapere sul meal prep chetogenico? Ripassa di nuovo le sezioni, penso che sia nascosto in una di quelle righe. Se come me, ora hai i semplici consigli che puoi usare per la tua dieta, alza il bicchiere per favore, Kelly dice evviva.

PANE Chetogenico

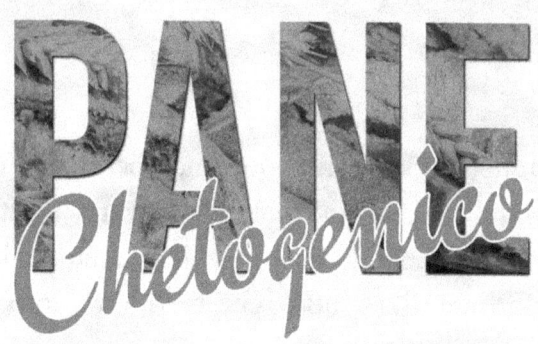

PANE FATTO IN CASA — RICETTE PER UNA DIETA A BASSO CONTENUTO DI CARBOIDRATI PER LA PERDITA DI PESO: PANINI, ROSETTE, CRACKERS, GRISSINI, PIADINE, BISCOTTI, MUFFIN, PIZZA E RICETTE SENZA GLUTINE

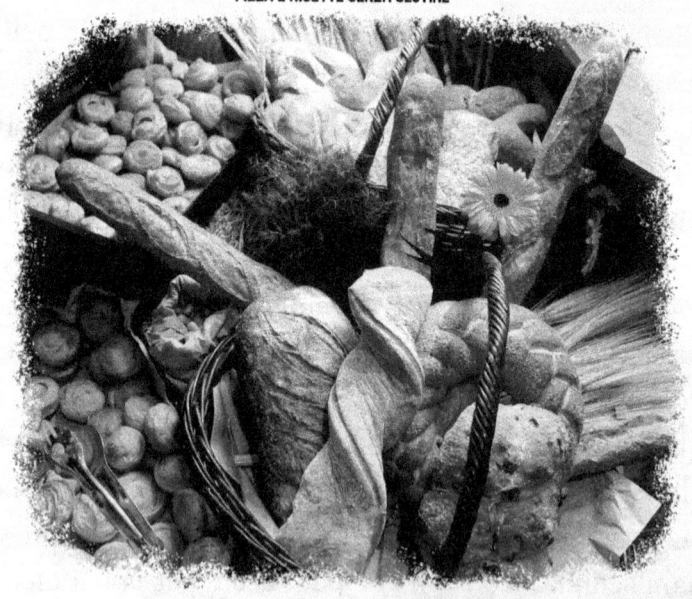

KELLY KETLIS

www.ingramcontent.com/pod-product-compliance
Lightning Source LLC
Chambersburg PA
CBHW070908080526
44589CB00013B/1215